和田秀樹

医者にヨボヨボにされない47の心得

医療に賢くかかり、死ぬまで元気に生きる方法

講談社+α新書

はじめに

高齢者を長年診《み》ていると、長生きも大事だが、ヨボヨボとか認知症にはなりたくないということをよく聞かされます。

私自身は、ヨボヨボになっても、認知症になっても、人間は人間なのだから生きる価値はあるとは思いますが、確かに自分自身のことを考えると、おいしいものを食べられなくなったり、動けなくなったりしたら、その後の人生は楽しくないだろうなとは想像するので、その気持ちはよくわかります。

現代医学というのは、病気を治すこと、病気を予防することに重点が置かれ、究極の目標は死亡率を下げることになっています。

たとえば、新型コロナウイルスという病気を予防するためには、なるべく家の外に出ないで、人と接触しないことが大切だとされます。

それによって感染リスクも下がりますし、死亡の確率も下がることでしょう。

しかしながら、このため多くの高齢者は足腰が弱り、認知機能も低下することになりました。

医者にとっては、病気を予防できれば、その人がどんな状態になっても知ったことではないということなのでしょう。

実は、似たようなことが通常の医療で行われています。

たとえば検診でコレステロール値が高いことがわかれば、それを下げる薬を飲むことがすすめられます（強要に近いかたちで）。

確かにそれによって、心筋梗塞のリスクは下がるのですが、コレステロールは男性ホルモン、女性ホルモンの材料なので、コレステロール値を下げると男性ホルモンや女性ホルモンが減って、意欲が落ちたり、ＥＤ（勃起不全）になったり、筋肉が落ちたりしますし、女性ホルモンが減ることで骨粗しょう症になって骨がスカスカになったりすることもあります。

心筋梗塞のリスクが下がることにはなっても、ヨボヨボになってしまいかねないのです。

それどころか、コレステロールは免疫細胞の材料でもあるので、免疫機能が落ちて、がんにかかりやすくなったり、インフルエンザなどにかかった際に重症化しやすくなったりします。つまり、死亡リスクも上がってしまうのです。実際、コレステロール値が高い人のほうが、10年くらいの経過を見ると死亡率が低いことも明らかになっています。

血圧や血糖値についても、下げることで元気がなくなることはめずらしいことではありません。若い人でも低血圧の人は元気がないのですが、実は年をとるほど血管の壁が厚くなるので、血圧が十分にないと脳に酸素が行きわたらなかったり、血糖値が十分でないとブドウ糖が脳に行きわたらなくなったりするので、元気がなくなるのです。

血圧を下げる薬を飲んだからといって、ただちにフラフラするとかだるいというような副作用は起こらないかもしれませんが、薬をやめるとビックリするくらい頭がシャキッとしたとか、動かなかった人が動くようになることは少なくないのです。

実際、血圧や血糖値を下げることで、おそらくは脳卒中や心筋梗塞のリスクは下がるのでしょうが、元気はなくなるし、食べたいものを我慢しないといけなくなるので、心の元気もなくなることはめずらしくありません。

また、日本の場合、がんで亡くなる人と比べて脳卒中や心筋梗塞で亡くなる人はずっと少ないので、本当にこのようなものを下げることが死亡率を下げるのかもわからないし、そのような大規模調査もありません。

世の中には、私も含めてヨボヨボになりたくない人がたくさんいるのに、医者はヨボヨボになっても長生きをさせたいと信じる人がほとんどです。

そこで私は長年の高齢者医学の経験から、ヨボヨボにならないということをテーマに、生き方、医者のかかり方を提言する本をつくろうと考えました。それが本書です。

お察しのとおり、本書は、私が尊敬し、何冊か共著も出したことがある近藤誠先生のベストセラー『医者に殺されない47の心得』（アスコム）に触発されて書くことにした本です。

死ぬ、生きるより、ヨボヨボにならないことを大切にする人にはお役に立てると信じています。

残りの人生、少しでも元気で楽しく生きようではありませんか？

本書は、従来の「高齢者をヨボヨボにする医療」にNOと言う人のための指南書です。

なので、「何があっても病気にはなりたくない。小さなリスクでも排除できるなら、どんな治療もやむを得ない」と考える人には役に立ちません。そういう人は読まなくてけっこうです。

第1章では、知らないうちに多くの人がやっている「医者にヨボヨボにされやすい行動や選択」についてあげました。従来の健康常識とされていたことを実践すると、むしろ健康を害する可能性がおわかりになると思います。

第2章は、薬がいかに高齢者をヨボヨボにするか、薬漬け医療について書きました。高齢者がふだんよく飲む薬のなかには意識障害を起こすものがあり、その注意喚起を医者が患者にしていないしマスコミも啓蒙していないことも問題です。患者の側もせめて自分の飲んでいる薬について知ることが大事だと思います。

第3章は、ヨボヨボ医療にNOと言う人のための患者学です。頼りになる医者と、逃げたほうがいい医者、必要最小限の医療のかかり方を知ることで、医者から身を守れるでしょう。

第4章は、元気の底上げをしようという健康術です。高齢者に節制を強いて「引き算」するのではなく、加齢とともに低下しがちな栄養や性ホルモン、筋肉、骨量などを「足し算」する方法をお知らせします。

第5章は、高齢者が直面しやすい心の問題をまとめました。高齢期に多い老人性うつや認知症の見分け方と対処法を知っておくことは、人生の後半戦の心の健康を守るうえでとても重要です。人生のごほうびである高齢期を充実させていくためのヒントも提案させていただきました。

本書を読まれた方の気力・体力がより高まっていただけたら、筆者としてこれほど嬉しいことはありません。

医者にヨボヨボにされない47の心得　医療に賢くかかり、死ぬまで元気に生きる方法／目次

第2章 高齢者はなぜ、薬でヨボヨボになるのか

第3章　すぐに逃げるべき医者、協力し合える医者

第4章　元気な100歳がふだんからしている「足し算」

第5章 老いと闘うより やりたいことをやる生き方

第1章

医者の言うことをまじめに聞く人ほどヨボヨボになる

医者にヨボヨボにされやすいのはこんな人

90歳を超え、100歳前後まで生きる人が多くなった長生きの時代。高齢者の健康に影響を与えるものには、食事、運動、生きがいなどさまざまなものがありますが、医療とのかかわり方というのも重要なポイントです。特に、60代以上はどんな医者にかかり、どの程度、医療の介入を許すかといったことによって、人生の後半戦のクオリティー・オブ・ライフ（QOL、生活の質）が大きく変わってくるからです。

そこで、みなさんにやってもらいたいチェックリストがあります。

□毎年、健康診断（以下、健診）をまじめに受けている
□検査データが基準値になれば病気を予防できると思っている
□コレステロール値を上げないように、食事に気をつけている
□高血圧にならないように、塩分を控えている
□血糖値に気を使い、糖質を控えたり、糖質オフの食品を選んだりするようにしている
□肥満にならないように、食事制限をしている

□70歳をすぎたら、なおさらがん検診を受けたい
□医者の言うことに、素直に従うほうだ
□風邪などの軽い不調でも、医者にかかっている
□薬を5種類以上飲んでいる

該当する項目が多ければ多いほど、医療とよくかかわっている人です。病院やクリニックに行くことに抵抗感がなく、医者の言うことに従い、〝健康に配慮した生活〟を送っていることが想像できます。しかし、こうした優等生患者ほど、医者にヨボヨボにされてしまう可能性が高い、と言ったら驚くでしょうか。

医療には、患者さん一人ひとりにとって「ちょうどいいかかわり方」というのがあります。病気で苦しんでいる人に必要な治療を少ししかしなければ病気の苦しみを取り除くことはできませんが、具合が悪いわけではない人に不必要かもしれない治療をしたり、生活を厳しく管理したりしすぎても、害が大きく、場合によっては命を縮めてしまう可能性がありま す。どんな薬にも副作用がありますし、「あれをしちゃダメ」「これは食べるな」と自由を制限させられるストレスは免疫力を下げるからです。

今の高齢者をとりまく医療は、後者の「本当は必要がないのに、やりすぎている」に傾いている可能性があります。

血圧、血糖値、コレステロール値などの検査データが異常値になっただけで、薬を出して基準値に戻そうとするのは、その代表例と言えるでしょう。年を重ねるにつれ、これらの数値が上がる人は増えますが、その人たちに薬を飲ませて数値を基準値に戻そうとすることがいいことなのかどうか。おそらくいいことなのだろうという期待があるだけで、実際のところは科学的な根拠がはっきりしません。しかも、異常値と判定される項目が増えて、飲む薬が増えていくのも高齢者ならではです。

医者は、生活指導と称し、食事や運動、お酒や喫煙などにも口出ししてきます。「塩分を控えなさい」「揚げものやラーメンなど脂っこいものはダメ」「甘いもののとりすぎもダメ」「腹八分目に」「お酒はほどほど」「たばこはやめましょう」「運動を心がけましょう」「やせましょう」……などなど、聞いているだけで気が滅入ってきます。

でも、考えてみてください。医者の言うような生活を実践している高齢者は、本当に元気で長生きしているのでしょうか。

私の身近なところにいるエネルギッシュな高齢者は、よく食べ、異常値がひとつやふたつあってもあまり気にせず、人によっては医者にやめるように言われるたばこなどもたしなみ、好きなことをやって楽しんでいる人が少なくありません。医者が指導するような「清く、正しい」高齢者像とはかなりかけ離れているというのが、私の実感なのです。そして、「清く、正しい」高齢者には「枯れた」高齢者が多いという印象もあります。

私はこうした現代の医療を「高齢者をヨボヨボにする医療」と呼んでいますが、医者の言うことを素直に聞く優等生患者ほど、この「ヨボヨボ医療」にとりこまれていく可能性が高くなります。

おそろしいのは、本人がヨボヨボにされていることに気づかないこと。本章では、ヨボヨボにされやすいリスクを見える化してみました。

心得1 健康診断で異常値と判定されても、慌てる必要なし

「先生、大変なんです。上の血圧が１４２もあるんですが、薬を飲んだほうがいいでしょうか？」

川崎の病院で高齢者を診ていたとき、70代の患者さんが慌てた様子でこう言いました。基準値にこだわる医者はいますが、患者さんにもここまで基準値信仰が浸透しているのかと思い、少し驚いてしまいました。

日本高血圧学会は、診察室で測定した場合の「正常血圧」を１２０㎜Hg未満／80未満としています。１４０以上／90以上になると、「高血圧」と診断することと定めています。これは、あくまでも診察室で血圧を測った場合の値なので、リラックスした状態で測定できる家庭での値は、これより５㎜Hg低く設定されています。

この診断基準にあてはめると、たしかにこの患者さんは「高血圧」ということになるでしょう。基準値だけで判断する医者だったら、すぐに薬を出すかもしれません。でも、この方

の年齢は70代。お元気そうに見えても、年齢とともに血管はしなやかさが失われ、動脈硬化も少しずつ進んでいるはずです。そうした状態で体の隅々まで血液を届けるために、体が一生懸命に血圧を上げるのはある意味で適応現象なのです。

私は「年齢とともに血圧が高くなるのは自然なことです。70代で血圧１４２はむしろちょうどいいくらいですよ」と答え、薬は不要だと伝えました。

基準値に医学的な根拠はない

基準値というのは、病気を発見するためのひとつの目安にすぎません。しかし、ただの目安がいつの間にか一人歩きして「基準値内ならば健康」で、「異常値ならば病気」というような誤った考え方が広がっています。

そもそも、この「基準値」には、納得できるような医学的な根拠がないのです。たとえば、「日本人を対象に、ある病気について大規模調査をしたら、こういう数値のグループがいちばんなりにくいとわかった。だから、それに基づいて正常な範囲を選定した」というのだったら、私も納得できます。

しかし、実際にはそうした国内の大規模調査による医学的根拠は見当たらず、海外のデータの受け売りを、「基準値」と称しているにすぎないのです。海外のデータがあるなら、信用できるのではないかと思われるかもしれませんが、西洋人とアジア人とでは体格も違えば、食生活も違うので、必ずしも参考にはなりません。

また、健診で用いられている「基準値」について言えば、医学というより、統計学をもとに決められています。慢性的な疾患などがない「健常人」の平均値を中心に据えて、上下95%の範囲に収まっている人の値を「基準値」にしているにすぎません。そして、その範囲から高すぎたり、低すぎたりして外れた5%の人を「異常」としているのです。

だから、肝機能やコレステロールの数値が「異常」と判定されたとしても、それは平均値と比べて外れているというだけで、明らかに「今、病気である」とか「近い将来、病気になる」というエビデンス（医学的根拠）はないのです。

薬で基準値にしても、病気を予防できるかわからない

にもかかわらず、日本では検査や健診による数値が基準値から外れていると、患者さんが元気であっても治療を始めることになります。

血圧やコレステロール値はよくある例で、異常値というだけで薬が出されます。薬を飲み

続けて数値が基準値内に収まれば「よかったですね」「このまま数値が上がらないように薬を飲み続けていきましょう」とも言われたりします。とにかく数値を基準値内にすることが第一。これが今の日本の医療であり、医者の仕事になっているように感じます。

それでも、数値を基準値内に戻せば、病気を予防できるなどのメリットがあるなら、その治療には意味があると言えますが、「おそらく予防できるのではないか」という期待があるだけで、証明はされていません。

血圧の薬ひとつにしても、薬を飲めば死亡率が低下するというのだったら、「薬を飲んだ人たち」と「薬を飲まない人たち」を長期間フォローして死亡率や脳卒中、心筋梗塞のなりやすさを比較する必要があります。

例外として、高血圧治療薬ディオバンの長期的な効果を調べる5つの大学が関わった大規模調査はありました。ところが、この薬を飲めば脳卒中になる確率が低くなるかのようにデータが改ざんされ、大いに医療不信を拡げました。

数値が少々異常値であっても、「すぐに治療をしなければならない」などと慌ててはいけません。もちろん、著しく基準値を外れて、なおかつ、どこか具合が悪い場合は医者に相談することが大切ですが、そうではないほとんどの場合の異常値は、個人差の範疇《はんちゅう》に含まれるものなのです。

数値に振り回されるよりも、「食事はおいしく食べられているか」「痛みや苦痛など不快な症状はないか」「よく眠れているか」など、自分の感覚を健康のバロメータとするほうが不必要な治療を受けずにすみます。

心得 2

健診は ヨボヨボ道の入り口かも？　と疑うべし

長いあいだ、職場健診を受けてきた人は、定年退職後も引き続き、特定健診（メタボ健診）を受ける人が多いようです。自治体から受診のお知らせがくるので、「年に一度だから、受けておくか」と軽い気持ちで受診したりする人も多いでしょう。

でも、この行動こそ、飛んで火にいる夏の虫。60歳をすぎても健診を受け続けていると、かえって医者にヨボヨボにされてしまうかもしれないのです。

その理由を述べる前に、健診について少し解説しておきましょう。

健診は、日本だけのフシギな慣習

健診は、日本人にとってなじみ深いものですが、実は世界ではほとんど行われていません。ひとつの診療科のみの狭い領域で問診や検査を受けられる国はありますが、体調が悪いわけではない人に対して、法律に基づいて半強制的に健診を実施している国は、日本以外にありません。「健診を受けるのが当たり前」というのは、世界ではめずらしいことなのです。

日本の健診の始まりは、1911年に制定された工場法で、当時問題となっていた結核や赤痢などの感染症の蔓延を防ぐことが主な目的だったとされています。54年には世界で初めて、組織的な人間ドックがスタートしました。ドックとは船のドックヤードにたとえてつけられた通称です。72年には労働安全衛生法が制定され、労働者は年一回、健診を受けるよう、事業者に義務づけられました。

2008年からは、40～74歳のすべての公的保険加入者を対象に、腹囲や体重、血圧、血糖値、脂質を測定して、生活習慣病のリスクの高い人を早期に見つけるメタボ健診が始まっています。さらに75歳以上を対象にした老人健診（後期高齢者医療制度）も、任意ですが受けることができます。つまり、日本では、その気になれば死ぬまで健診を受けることができるということです。

治療したら命を縮めた「フィンランド症候群」

さて、ここからが本題です。健診というのは、基準値から外れた「異常値」の人を選び出して、その人たちを医療につなげていくしくみです。それにより、高血圧、脂質異常症、糖尿病、肥満などを防いだり、改善したりすることで、脳卒中や心筋梗塞などにならないようにしようというのが建て前です。

だから、異常値と判定された人の多くは、医者から薬を飲むように言われ、食事や運動などの生活指導を受けることになるのですが、それが本当に病気の予防になるかどうか――。

実は、よくわかっていません。

メタボ健診で生活習慣病のリスクが高いと判断され、特定保健指導の対象となった人を調べた研究があります。保健指導の積極的支援を終了した人は1年間で、男性で腹囲が2・2cm、体重が1・9kg、女性で腹囲が3・1cm、体重が2・2kg減少するなど、受ける前に比べて数値が改善しました。血圧や血糖値、脂質も改善していました。

しかし、いちばん重要なのは数値が改善したかではなく、脳卒中や心臓病の予防効果があ

図1　生活習慣病に医療介入した場合、しなかった場合の結果

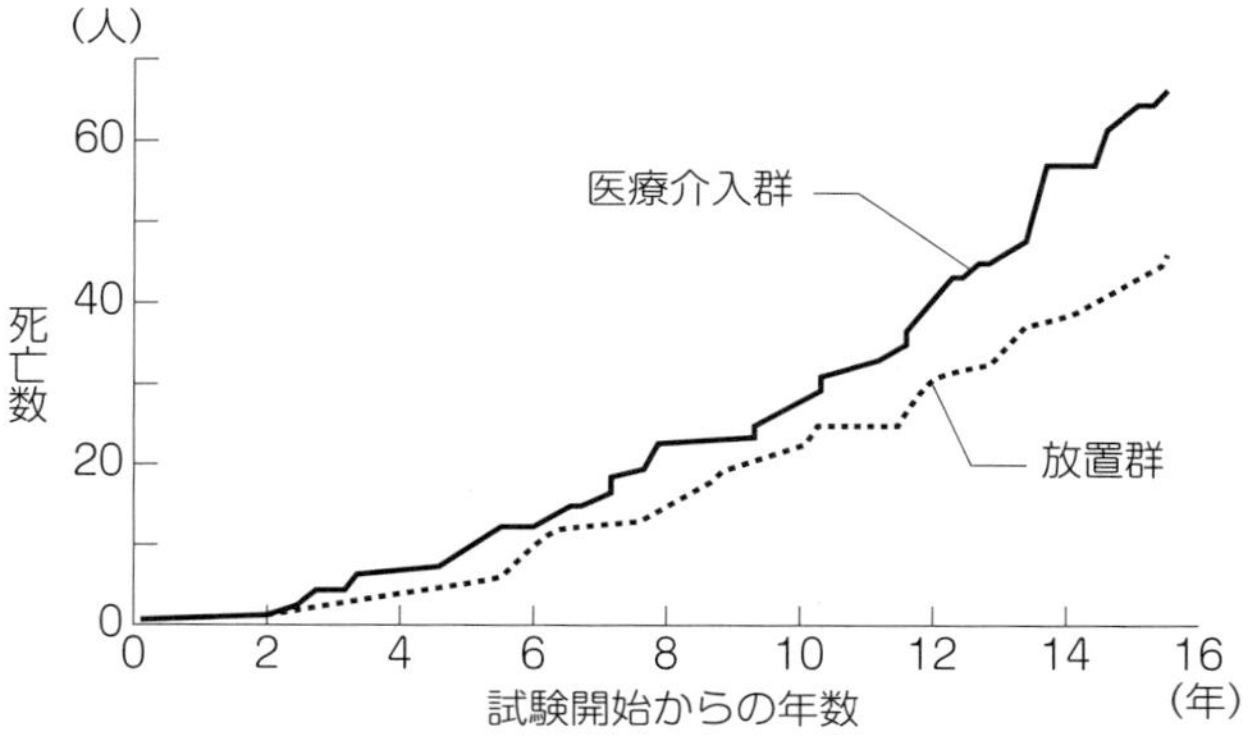

出典 JAMA 1991:266;1225

ったかどうかですよね。その肝心なところは、調べられていないのです。

それどころか、どこも具合が悪くないのに、健診によって問題を探し、医者があれこれと厳しく介入することで、かえって命を縮めてしまうという結果すら出ています。それは、１９９１年に発表されたフィンランドの比較試験で明らかになりました（図１）。

試験では、40〜45歳の男性１２００人を選んで６００人ずつの２グループに分けました。ひとつのグループは「医療介入群」で、医者が定期的に面接して「やせなさい」「禁煙しなさい」などと生活指導をし、検査値が下がらなければ降圧剤などの薬を処方しました。もうひとつのグループは「放置群」で、

生活指導も検査も行いませんでした。

常識的に考えると、健康的な生活を強いられた「医療介入群」のほうが長生きしそうです。ところが、15年間観察してみると、死亡者数が「放置群」で46人に対して、「医療介入群」では67人となり、医療が介入したほうが死亡者数が多いという結果になったのです。

健診とそれに引き続く医者たちの介入が、寿命を縮めてしまっている。この試験がもたらした結果は「フィンランド症候群」と呼ばれ、行きすぎた医療の介入はかえって健康を害してしまうことを警告しています。

その後も、欧米では健診の効果を検証する臨床試験がいくつも行われています。欧米で健診の効果を調べた14の臨床試験の計18万人のデータを解析した論文が２０１２年に発表されていますが、健診を受けた人と受けなかった人では、全体の死亡率、心臓病、脳卒中、がんによる死亡率に差は見られませんでした。

30~60歳の6万人を10年間追跡調査したデンマークの調査でも同じような結果となりました。健診を受けたグループは、健診に加えて、5年間に4回の健康相談を行い、リスクが高いと判断された人には生活習慣や運動、禁煙のグループ指導も行いました。にもかかわらず、健診を受けない人と、心臓病や脳卒中の発症率、全体の死亡率に差がなかったのです。

これらの研究結果から考えると、健診は病気を予防する効果が見られないばかりか、医療の厳しい管理でかえって命を縮める可能性もあるということです。タダより高いものはないと言いますが、実質タダの健診を受けたために、高い代償を払うハメになったとしたら笑うに笑えません。

基準を厳しくすれば、患者が増えるカラクリ

健診でメタボ症候群に該当する人は予備軍も含めて約1671万人（2022年度）にのぼります。これは、メタボ健診の対象となる40～74歳の人口（約5900万人）の約4人に1人に該当します。この人たちが、医者から処方された薬を飲み、その後、何十年も薬を飲み続けることになる、まさに「薬漬けの医療」にどっぷり浸かっていくことになります。節制を基本にした生活指導も、ジワジワと元気を奪い、老化を進めていくでしょう。

24年3月、新潟大学の研究チームが、メタボ基準の女性の腹囲を現在の「90㎝」から「77㎝」にすべきという新基準案を提案しました。「脳卒中や心筋梗塞を起こした女性の9割、男性の7割が現在の基準値ではメタボには該当せず、リスクが見逃されていた」というのが理由のようです。たしかに、かける網を大きくすれば、リスクの見逃しは少なくなります。

しかし、一方で、治療の必要がない健康な人もたくさん網にかけてしまうことの害については、ほとんど語られていません。

メタボ症候群に該当する人の数は２０２０年度の約１７１５万人をピークに、高齢化や人口減少にともなって、50年には約１３３０万人に減少するとの推計があります。基準値を引き下げるという提案は、メタボ患者の数を確保しておきたいという策略に思えるのは、私だけでしょうか。これまでも、血圧、コレステロール値、血糖値などの基準値がシラッと引き下げられてきた経緯を考えるとなおさらです。

メタボ健診を受けるかどうかは、個人が判断していいことです。しかし、すすめられるままに健診を受け、すすめられるままに治療を始めてしまうその先は、ヨボヨボ道に続いているかもしれないことは覚えておいてほしいと思います。

心得 3 「コレステロール値は高めがいい」はもはや常識

「高血圧」「高血糖」「高コレステロール」は、健康を害する「三大悪」のように言われています。なかでも、コレステロールは「動脈硬化を進め、脳卒中や心筋梗塞の原因となる」として敵視されてきました。

現代の医療では、総コレステロール値は、次のように決められています。

- 基準値　140〜199mg／dℓ
- 要注意　200〜259、または139mg／dℓ以下
- 異常値　260mg／dℓ以上

健診などでは、総コレステロール値が異常値の人はもちろん、要注意のレベルであっても、医者からコレステロールを下げる薬を処方され、「脂っこいものは控えて」「運動をしましょう」などと、食事や運動などの生活習慣の改善も迫られます。ここで医者の言うことに従ってしまうと、大変危険なことになります。そう、危険です。

基準値に下げると、かえって死亡率が上がる

近年、コレステロールは、基準値よりも少し高めのほうが長生きするという疫学的データ

が世界中でいくつも出されています。老年医学の権威・柴田博先生から教えていただいたJ－LIT（日本動脈硬化学会など4つの学会の共同研究）の5万2421人（35～70歳の男性と、閉経女性）を対象に6年間追跡した研究を見ても、死亡率が最も高いのはコレステロール値が180未満のグループです。180～279まではコレステロール値が高くなるほど死亡率が少なくなり、280以上になると再び死亡率は高くなります。ただし、280以上のグループのなかには、遺伝子の異常で血中のコレステロールを除去するしくみがうまく働かない「家族性高脂血症」の人も多数含まれるので、その人たちを除くともう少し死亡率は下がる可能性があります。つまり、医者の言うことに従って、コレステロールを基準値まで下げてしまうという行為は、寿命を縮めてしまうおそれがあるということです。

女性は閉経後、女性ホルモンの分泌が減る影響でコレステロール値が上がる傾向がありますが、これは自然な体の変化として欧米では放っておかれます。女性は男性に比べて脳卒中や心筋梗塞が少ないからです。しかし、日本ではコレステロール値が高い人はすべて同じようにコレステロール値を下げる医療が行われています。

基準値というのは、いちばん健康的と考えられる数値のはずなのに、高齢者にとっては〝早死にの基準値〟になっているとしたら、早急に改められるべきです。

コレステロール害悪説は、50年前のミスリードから始まった

コレステロールが健康を害するという説が世界中に広まったのは、アメリカのフラミンガム研究がきっかけでした。この研究は、マサチューセッツ州フラミンガムに住む男女５２０９人を対象に、１９４８年から80年まで行われました。

この研究の途中経過で、心筋梗塞の発症にコレステロールがかかわっているらしいということが見えてきました。それは当時、最新の医学として日本でも受け入れられ、コレステロール害悪説が定着していったのです。

しかし、93年に報告されたフラミンガム研究の最終的な報告では、これまでとは反対にコレステロールのよい側面が見えてきました。血液中のコレステロールが１mg／dℓ上がると死亡率がどう変化するか、年齢別に調べた研究で、そのことがわかります（34ページ表１）。

この研究によると、たしかに心筋梗塞などの冠動脈性心疾患は、コレステロール値が上がると40～70歳で死亡率が高まります。しかし、80歳では死亡率が下がっていることにお気づきでしょうか。弁膜症や心不全などの非冠動脈性心疾患も、死亡率が上がるのは40歳のみ。50～80歳ではむしろ死亡率は減っています。さらに、がん死亡率ではすべての年代で、コレ

表1　コレステロール値の上昇が年齢別の死亡率に影響する率

フラミンガム研究1948～1980年、男女5209人
血清総コレステロール1mg/dℓ1上昇で各年齢を測定

	総死亡率	冠動脈性心疾患死亡率	非冠動脈性心疾患死亡率	がん死亡率
40歳	0.5	1.1	0.1	−0.2
50歳	0.1	0.6	−0.2	−0.3
60歳	0.0	0.4	−0.2	−0.2
70歳	−0.1	0.3	−0.3	−0.2
80歳	−0.7	−0.5	−0.8	−0.6

出典 Kronmal RA,et al.Archires of Internal Medicine 1993;153(9):1065-073.

ステロール値が高いほうが死亡率が低いという結果になりました。

つまり、「コレステロールは害悪だ」という説が該当するのは、一部の年代の、一部の病気にかぎったことだったのです。そのことをフラミンガム研究の最終結果でも示しているのに、日本はいまだに50年以上前の「コレステロール害悪説」をすべての年代の人に強いています。不思議としか言いようがありません。

免疫細胞や性ホルモンの重要な材料

そもそもコレステロールというのは、人間を含めて動物の体を形づくる脂質の一種であり、生きていくために欠かせないもの

です。私たちの体は約60兆個の細胞からできていますが、その細胞を包み、外部の有害なものから細胞を守る丈夫な細胞膜をつくっているのもコレステロールです。そのため、コレステロールが不足すると細胞の再生がうまくいかなくなり、内臓や筋肉、肌などあらゆる部分の老化が進みます。ちなみに、「善玉」「悪玉」と呼ばれるものも、すべて同じ材料でできています。

前述したフラミンガム研究で、コレステロール値が高いほど、がんの死亡率が低くなるという結果が出ましたが、これはコレステロールが免疫細胞の重要な材料のひとつであるためと考えられます。免疫細胞のひとつＮＫ（ナチュラル・キラー）細胞は、がん細胞のもとになる〝できそこないの細胞〟をやっつける働きがあります。

また、コレステロールは、男性ホルモンや女性ホルモンの材料にもなります。性ホルモンは若々しさを保つのに大事な働きをしています。特に、男性は、男性ホルモンが不足すると、女性と比べものにならないほど老けこんでしまいます。性欲だけでなく、意欲が衰え、筋肉量が減り、人づきあいが億劫《おっくう》になって、記憶力や判断力も衰えていく。ヨボヨボ老人になりたくなければ、男性ホルモンをつくるコレステロールは減らしてはいけないのです。

年をとると「どうせオレなんか」といじけた気持ちになったり、「何もできなくなって不甲斐ない」などと自分を責めたりすることが増えます。それは、幸福感や意欲、心の安定とかかわりのあるセロトニンが年齢とともに減ってくるからです。コレステロールは、脳にセロトニンを運ぶ働きもあるとされているので、コレステロールが減れば、脳内のセロトニンの量も減り、はつらつとした感情や心の若々しさも失われ、最悪の場合、うつ病になってしまいます。コレステロール値が高い人ほどうつになりにくいという報告がありますが、長年、高齢者を診てきた精神科医としても納得できます。

どうですか、コレステロールはこれほど重要な役割をもっているのです。

脳卒中・心筋梗塞を減らしても、がんやうつが増える

欧米の追跡調査データ6本を分析した論文は、「薬や食事療法でコレステロール値を下げると、心臓病のリスクは減るけれども、自殺、事故、がんのリスクが大きく上がる」と結論づけています。

これまで日本人は脳卒中や心筋梗塞を減らすことばかり考えてきました。1970年代までは脳卒中が最も多い死因でしたが、今はがんが約24%と全体の4分の1近くを占めています。脳卒中や心筋梗塞の予防だけしていればいいというわけではなく、全身を視野に入れた

医療が求められています。

それでも循環器科の医者が自分の狭い立場にこだわり、「コレステロール値を下げましょう」と薬を処方するなら、「私はがんやうつになるほうが怖いので、コレステロール値は下げたくありません。どうしたらいいですか?」と聞いてみるとよいでしょう。医者の受け答えによっては、別の医者に変えてもいいと思います。

心得4 元気な百寿者ほど血圧が高かった

動物のキリンは、上の血圧が250、下の血圧が200あると言われています。2mある長い首の上にある脳まで、重力に逆らって血液を届けるには、高い血圧でなければならないということです。必要があって高くなっている血圧を、薬で下げてしまったらどうなるか。キリンは立っていられなくなるでしょう。

私は獣医ではありませんが、もしキリンが患者なら、キリンの事情を無視して、無理に血圧を下げるようなことはしません。

ところが、日本の高齢者は、高齢者特有の血管の事情を無視して、高血圧の治療をされています。どういうことか説明しましょう。

若いころの血管は、血管の壁が薄くて柔軟性に富んでいます。ところが、年齢を重ねるにつれて柔軟性は失われ、だんだんと硬く厚くなり、動脈硬化と呼ばれる状態になります。若いころは張りのあった皮膚が、年齢とともにしわが目立ってくるのと同じです。血管の動脈硬化は、すでに小学校の終わりぐらいから少しずつ始まっていると言われ、年齢を重ねて生きていくうえで避けられない現象です。

動脈硬化が進んだ状態の血管で、全身に血液を届けるにはある程度血圧が高くなければなりません。血圧を上げないと、体のなかでも特に大切な脳に酸素や栄養が届かなくなってしまうからです。

だから、血圧の値には年齢を考慮することが重要になります。かつては上の血圧が年齢に90をプラスした数値くらいまでなら大丈夫と言われていました。60歳なら１５０、70歳なら１６０、80歳なら１７０でもよしとされていたのです。１９８７年に厚生省（当時。現・厚生労働省）が示した基準は１８０でしたが、根拠も示されないまま１６０、１４０へと下がり、今では20歳の若者も90歳の高齢者も同じ基準値が使われています。

高血圧の人は推定約４３００万人、20歳以上の２人に１人と言われますが、これは基準値を引き下げたことでつくり出された数字にすぎません。血圧の基準値を10下げると、新たな高血圧患者が１０００万人生まれるという計算さえあります。

気づかぬうちに、脳に酸素が届かない状態に

こうした血管の事情を抱えた高齢者が、むりやり薬で血圧を下げてしまうと、脳への酸素や栄養が滞ります。下げた血圧が基準値内になれば、医者は「よかったですね」と言いますが、実質は低血圧の状態になっている可能性があります。

低血圧の代表的な症状には、疲れやすい、だるい、めまい、立ちくらみ、頭痛、耳鳴り、不眠、胃もたれ、吐き気、発汗、動悸、不整脈などさまざまなものがあります。立ち上がったときに起立性低血圧が起こると、ふらついて転倒し、骨折する危険性もあります。

ただ、血圧の薬を飲んで、これらの症状をはっきり自覚する人はあまり多くはないかもしれません。薬によるだるさなどの症状というのは慣れてしまうとあまり感じなくなってしまって、それが年のせいのように思われてしまうからです。そして、薬をやめてはじめて、薬のせいであんなに元気がなかったのだと気づくことがとても多いのです。コロナ禍でマスク

をしていても苦しいと感じなかったのに、はずしてみると酸素量が増え呼吸も楽で、こんなに空気がさわやかなんだと感じるのと同じことと思います。

私のように血圧が２００近くあり、血管年齢が80歳とか90歳と言われるほど動脈硬化がひどい場合は、血圧を１４０に下げると如実に体調が悪くなりました。これでは仕事ができないので、薬を減らして１７０くらいになるようにしています。やはり、血管の壁が厚くなっている場合は、ある程度血圧が高くないと脳に十分な酸素や栄養が届かないというのは事実なのだと自覚しました。

低い血圧で血管が詰まるほうが心配

私は、高齢者の患者さんには、血圧が高くても気にしなくていいと言っています。みんな血圧が高いと血管が切れて脳出血になると恐れていますが、今は栄養状態がよくなっているので血管が切れることはめったにありません。１９６０年には人口10万人当たり脳出血の死亡者は１２０人を超えていましたが、２０２０年には25人前後と激減しています。

むしろ血圧を薬で下げるほうが、脳の血流が減り、血管が詰まりやすくなって危険です。ある比較試験では、高血圧の人に降圧剤を飲ませたら、血管が詰まる脳梗塞が50％も増えています。高齢者の血管はある程度動脈硬化が進んでいるので、薬でむりやり血圧を下げると血流がゆるやかすぎて、脳の血管が詰まってしまったのです。

日本高血圧学会の大規模な比較試験では、上の血圧が160以上ある4400人を2グループに分け、一方は140未満まで下げる厳格な治療を行い、もう一方は140〜160のゆるめの治療を行いました。その結果、ゆるめの治療群の総死亡数42人に対して、厳格な治療群は54人と、血圧を厳しく下げたほうが死亡する人が多いということがわかりました。

いきいき活動しているとき、血圧は上がる

血圧は、コレステロールと同じように、動脈硬化を進める「ワルモノ」にされがちですが、血圧が上がること自体が悪いわけではありません。漢方ではその人の体質（＝証）を見極め、活力を上げたほうがいい人には、血圧を上げる作用のある漢方薬が処方されます。

日常生活のさまざまな要因で血圧は変動します。ストレスや睡眠不足、痛み、寒さといったことでも高くなる一方、運動したり、人と会話したり、おいしいものを食べたりと、いきいきと活動したときにも血圧は上がっているのです。高齢になっても人と会話を楽しんだり、階段の上り下りができる生活、つまり血圧が上がる生活ができること自体、すばらしい

と思いませんか。

実際、慶応義塾大学医学部が100~108歳の百寿者163人を対象に、身体的な自立度を調べたところ、最も自立度が高かったのは上の血圧が156~220のグループでした。認知症の程度も、血圧が高いほうが軽かったのです。

くり返しになりますが、高齢になれば血圧が高くなるのは自然なことです。薬を飲んでも、食事制限をしても、生きていれば血管が柔軟性を失っていくのは避けられません。動脈硬化のいちばんの促進因子は加齢だからです。その事実を受け入れて、全身、特に脳への血液が滞らないようにすることや、血圧が高くなっても血管が破れないようにしっかり栄養をとることのほうが、賢い年のとり方だと思います。キリンがあの血圧で脳卒中にならないのは、血管が丈夫だからなのです。

心得5 「減塩生活」は、60歳で卒業しないとマズい

ある70代の男性が、「何か深刻な病気ではないか」と、クリニックを受診しました。近ご

ろ、疲れがとれない、吐き気がする、食欲がわかないといった症状を感じるようになったというのです。

その男性は、両親が高血圧で脳卒中になったため、自分はなりたくないと減塩を心がけ、血圧を上げないようにしてきました。刺身につけるしょう油はほんのちょっとだけ、野菜サラダもレモンを絞るだけでドレッシングはなし。食品を買うときには必ず表示を見て塩分量をチェックしてきたと言います。

しかし、この徹底した減塩が今回の不調の原因となった可能性があります。体に必要な塩分が不足すると、「低ナトリウム血症」を起こしやすいのです。低ナトリウム血症は、だるさ、嘔吐、食欲不振のほか、重症になると筋肉のけいれんや意識障害を起こし、早急な対応が必要になり、決してあなどることはできません。

なぜ高齢になると低ナトリウム血症を起こしやすいのか

多くの医者が「塩分を控えましょう」と言うのは、血圧を上げないためです。私たちの体には、血液中の塩分濃度を一定に保つ働きがあるので、塩辛いものを食べるとのどが渇き、水分をとって、血液中の塩分濃度を薄めようとします。その結果、水によって増えた血液を押し出すために血圧が上がる。というわけで、塩分は血圧を上げるワルモノにされてしまっているのです。

厚労省は、塩分の一日当たりの目標量を、成人男性の場合7・5g未満、成人女性6・5g未満と設定しています（「日本人の食事摂取基準2020年版」）。しかも、高血圧の人や慢性腎臓病の人は、重症化を防ぐために、男女ともに一日当たりの目標量6・0g未満とするべきとしています。

しかし、塩分というのは体にとって不可欠なもの。体液と電解質のバランスを調節し、血圧を健康な状態に保ち、筋肉や神経細胞の信号を伝達するなど非常に重要な働きをしています。私たちは塩分がないと生きていけません。そのため、腎臓には尿中のナトリウムをもう一度体内に戻し、ナトリウムを排泄しないようにするしくみがあります。これをナトリウム貯留能と言います。

若い人の腎臓は、ナトリウム貯留能がうまく働いているので、ナトリウム濃度は一定に保たれています。一方、高齢者の腎臓は加齢とともに働きが衰えてくるので、ナトリウム貯留能が低下し、尿から必要なナトリウムが出ていってしまう可能性があります。その結果、低ナトリウム血症を起こしやすくなるのです。

　ここ数年、梅雨入り前から注意喚起されている熱中症も、同じメカニズムです。夏の暑い日、汗とともにナトリウムが排出され、一度に大量の水を飲むため、体内のナトリウム濃度が薄くなり、低ナトリウム血症と同じ症状を起こします。だから、熱中症対策として、塩分を含んだスポーツドリンクや、塩分が含まれる飴やタブレットなどを水と一緒にとることが推奨されています。

　これまで「塩分は控えましょう」と言っていた医者が、このときばかりは「塩分をとって熱中症を防ぎましょう」と言い、いったいどっちなんだ、と戸惑った方もいるのではないでしょうか。私は、年齢を重ねるとともにナトリウム貯留能が低下することを考えて、60歳をすぎたら減塩をやめたほうがいいと思います。

濃い味を欲するのは味覚の鈍化のせいだけではない

　高齢になれば、ほとんどの人が濃い味つけを好むようになります。その理由は、老化によって味覚が鈍くなるということのほかに、体の適応現象であると考えられます。腎臓のナトリウム貯留能の低下によって、ナトリウムが不足しやすくなっており、脳が濃い味を求めさせると考えられます。

図2　尿中ナトリウム量と死亡リスクの推移

塩分の過剰摂取が、死亡リスクに
大きく影響するわけではないとわかります

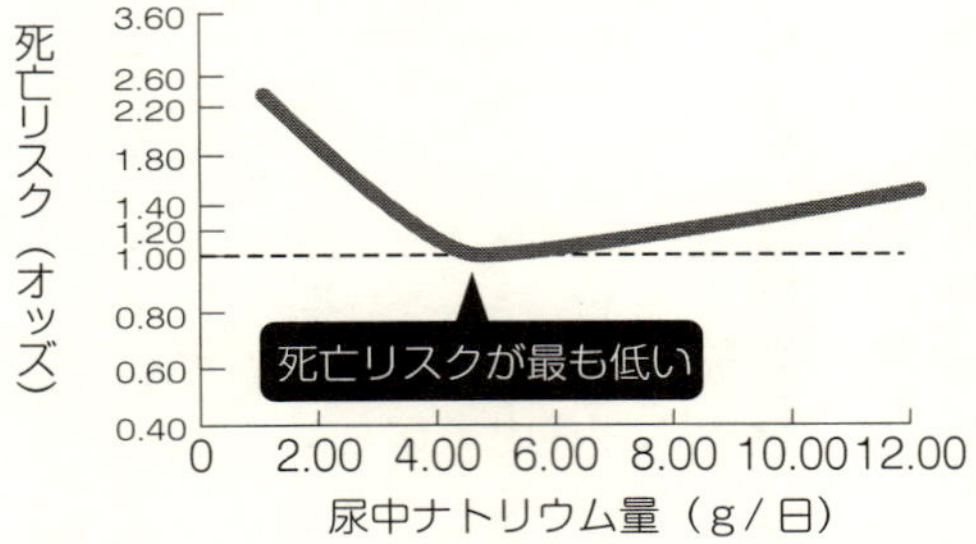

死亡リスクの数値はオッズを示します。オッズが1.00以上の場合、リスク上昇。1.00以下の場合はリスク減少を意味します。尿中ナトリウム量が4～6gで死亡率が最も低くなりました。つまり1日10～15gの塩分を摂取しても問題ないと言えます。　出典　The New England Journal of Medicine2014

さらに、動脈硬化が進んでいるから、濃い味を求めているということもあります。動脈硬化が進んだ血管で、酸素やブドウ糖を体中に届けるためには、血圧を高めにして血流を維持する必要があるからです。塩辛いものを体が欲し、血圧を上げているとも考えられます。そうしたなかで、無理な減塩をすることは、体の声に反し、正常な機能を保てなくなる可能性を高めていることにもなるのです。

尿から排出されたナトリウムと死亡率との関係を解析したカナダのマックマスター大学の17ヵ国10万人に及ぶ研究では、尿中のナトリウムが一日4～6gの人の死亡率が最も低いことがわかりました（図2）。

これは、食塩に換算すると一日10～15ｇに相当します。食塩は多すぎる害よりも、少なすぎるほうが体に悪く、食塩摂取量が10ｇより低くなればなるほど急カーブで死亡率が上がります。

とするとしたら、味気ないと感じている減塩生活なら、無理して続ける必要はありません。味のしっかりしたものを食べたいのなら、我慢しなくていいのです。

心得6 脳を働かす血糖をワルモノ扱いしない

糖質制限をするダイエットが広がるなか、糖質が多く含まれているごはんやパン、めん類などの主食を少量しかとらない人が増えています。

たしかに、糖質をとりすぎると脂肪として蓄えられ、肥満の原因となります。また、血糖値を上昇させるため、糖尿病を起こす原因にもなるでしょう。

そもそも糖質というのは、私たちにとって欠かすことのできないエネルギー源です。食事からとった糖質はブドウ糖に変化して、血液中に溶けこみます。これが「血糖」と呼ぶもので、脳や筋肉、神経などの細胞に運ばれてエネルギーに変わります。特に、脳細胞にとってブドウ糖は唯一のエネルギー源なので、血糖値が上がらないと脳がうまく働きません。

以前から、朝食をとらないで登校する子どもの学力低下が指摘されていましたが、これは糖質の不足が原因で脳が十分に働いていない可能性があります。最近は、企業でも朝食をとらない社員に対して朝食会を開き、社員の健康維持と、仕事の能率低下を防ごうとするところもあると聞きます。

ある程度の糖質をとらなければ、頭を使い、活動的にすごすことが難しくなります。高齢者で、頭と体の活動量が減れば、老化を一気に進めてしまうでしょう。だから、糖質を抑えたり、血糖値を気にしたりしすぎることはかえってよくないと私は思います。

甘いものが好きな人ならスイーツを食べれば、心も満たされます。我慢や節制ばかりの生活はストレスになり、免疫力を下げてしまうでしょう。

人体はよくできていて、ストレスを感じると血糖値が上昇します。血糖値を上げて、ストレスのある状況下からいち早く逃げるために、すぐにエネルギーを使えるように体が備えているのです。

血糖値をゆるめに管理したほうが死亡率が低かった

健診などでは、過去１～２ヵ月の血糖値の状態を反映するヘモグロビンＡ１ｃ《エーワンシー》という検査項目があります。この数値が６・０％を超えると糖尿病の予備軍、６・５％以上だと糖尿病型と判定されます。

早朝空腹時血糖値も診断に用いられます。これは10時間以上絶食した後の、早朝の血糖値です。血糖値は朝がいちばん高く、夕方になると低くなっていくので、この数値をもとに薬で血糖値を下げようとすると、寝ているあいだの血糖値が低くなりすぎます。低血糖になると脳が働かなくなって、失禁する、よだれをたらす、といった症状が起こることがあります。この基準値も、かつては１４０㎎／dℓでしたが、根拠がはっきりしないまま１２６㎎／dℓに下げられました。このヘモグロビンＡ１ｃと早朝空腹時血糖値がともに基準値を超えると、糖尿病と診断されます。

私は、これらの診断基準は厳しすぎると考えています。そう思う根拠は、いくつかの研究結果にあります。そのひとつ、アメリカの国立衛生研究所の下部組織が行った研究では、糖尿病患者１万人をふたつのグループに分け、ひとつのグループにはヘモグロビンＡ１ｃを基準値の6・0％以下に抑えるように治療を行い、もうひとつのグループには7〜7・9％に抑えるゆるめの治療を行いました。

結果は、厳しい治療を行ったグループは、ゆるめの治療を行ったグループより、死亡率が高かったのです。当初、5年間追跡調査をする予定でしたが、あまりに死亡率の差が出たため、3年半で打ち切ったほどでした。

イギリスの医学誌「ランセット」にも、「血糖値を正常値近くに下げると死亡率が上がる」という論文が載りました。ヘモグロビンA1cを6・5％以下に下げると死亡率が急増し、6％まで下げると死亡率が52％も上昇するという結果が出ています。

このことからも、日本の医者の「基準値の6・0％以下にしましょう」という言葉を、まじめに聞いていると命を縮める結果になりかねません。

心得 7 うまく老いたいなら低血糖に要注意

糖尿病は、「認知症の大きなリスク」と言われていますが、本当にそうでしょうか。

インスリンというホルモンは、アルツハイマー病の発症にかかわるアミロイドβが脳に蓄積しないようにする働きがあります。糖尿病は、インスリンという血糖値を下げるホルモンが十分に出なかったり、インスリンの受容体に不具合が生じたりする病気なので、アミロイドβの蓄積を防ぐことができないというのが「糖尿病になると認知症になりやすい」説の考え方です。

しかし、私のいた浴風会という老人専門の総合病院では、「糖尿病の人はボケない」というのが医者たちのあいだの共通認識でした。

浴風会には、生前に糖尿病だった人とそうでなかった人、合計267人を解剖したデータがあります。生前に糖尿病だった人は34人、糖尿病でなかった人は233人。そのなかでアルツハイマー病になったのは糖尿病では3人、つまり8・8％でした。それに対して糖尿病でなかった人は28・6％がアルツハイマー病になっていました。これを見ると、糖尿病の人のアルツハイマー病の出現率はそうでない人の3分の1以下と少ないことがわかります。

浴風会の病院に併設された特別養護老人ホームなどでも、糖尿病の人たちがアルツハイマー病になることはほとんどありませんでした。そのホームでの追跡調査では、糖尿病の人も境界型の人も正常の人も生存曲線に差はありませんでした。血糖値が高くても認知症になるわけではないし、死者が増えるわけでもないので、糖尿病を無理に治そうとはしなかったのです。

糖尿病の人にアルツハイマー病が多いと言われるわけ

「糖尿病の人たちはアルツハイマー病になりやすい」という結論を出した研究のひとつに、九州大学の久山町研究があります。これは脳卒中の実態解明のため、福岡県久山町の40歳以上の住民を対象に、１９６１年から長期にわたって行われました。

本当に、糖尿病の人はアルツハイマー病になりやすいのか。注意深く見てみると、久山町では糖尿病と判断された全員が治療を受けていました。「糖尿病の人」がアルツハイマー病になりやすいというのと、「糖尿病の治療を受けている人」がアルツハイマー病になりやすいというのは大きな違いです。この調査で明らかになったのは、薬やインスリンを多量に使わなければいけないケースほどアルツハイマー病になりやすい、ということです。

糖尿病には、すい臓から十分な量のインスリンが分泌されないⅠ型と、インスリンは出ているもののインスリンを受け止める受容体の故障が原因で起こるⅡ型があります。日本人の糖尿病の９割はⅡ型です。つまり、インスリン自体は出ている人のほうが多いので、インスリンの不足がアミロイドβの蓄積を抑制できないためにアルツハイマー病になるという仮説では説明がつきません。

それよりも、私は、糖尿病の治療の過程で起こる低血糖こそが、アルツハイマー病を促進するのではないかと考えています。

糖尿病というのは、「血糖値が上がる病気」ではなく、「血糖値が不安定になる病気」です。糖尿病になると血糖値をコントロールできなくなるため、薬やインスリンの力を借りて制御します。ところが、薬で正常レベルまで下げようとすると血糖が低くなりすぎて低血糖の状態となり、脳に糖分が届かない時間帯ができてしまいます。糖分は脳のエネルギーですから、脳にとっては大きなダメージになる。これがアルツハイマー病を進める一因になるというのが、私の仮説です。

糖尿病でない人は、めったに低血糖の発作を起こしません。ところが、糖尿病の人は治療を受けると必ずと言っていいほど低血糖に陥る時間帯ができてしまいます。糖尿病の人は高血糖の状態に体が慣れているので、それほど血糖が低下しなくても、低血糖の症状が現れることもあります。

このような低血糖をくり返すようなことが長期に及ぶと、脳機能に問題が起こるだけでなく、血管や神経細胞がダメージを受け、不整脈や狭心症、心筋梗塞など心臓発作が起こりやすくなるという報告もあります。また、事故のもとになる意識障害も起こりやすくなります。つまり、高齢になって注意すべきなのは高血糖より低血糖なのです。

低血糖を起こさない治療が大事

私は5年前の58歳のとき、血糖値が660㎎／dℓになりました。のどが異常に渇いて、夜トイレに立つ回数も増え、体重もひと月で5kgも減少してしまいました。たまにしか血液検査はしませんでしたが、血糖値がこれほど高くなったことはありませんでした。すい臓がんの可能性が高いと言われ、検査をしましたが、今のところがんは見つかっていません。以来、糖尿病の治療を受けています。

治療をするうえで、私がいちばん気をつけているのは、低血糖発作です。血糖値は、毎日歩くことで、薬を使わないでも300前後まで下げました。空腹時の基準値は99以下ですから、これでも大幅に上回っていますが、このくらいなら低血糖の時間帯はできないだろうと思っています。

では、糖尿病の評価の指標になるヘモグロビンA1cは、どの程度にしたらいいのか。基準値は6・2％です。

49ページのアメリカの大規模調査で重症低血糖が起こる確率が、6・0％以下まで下げた群では16・2％と高いのに、7〜7・9％のゆるめの治療群では5・1％と抑えられました。

この数字をそのまま参考にすれば、7〜7・9％あたりが目標値になりますが、私の場合は脳に対してダメージが大きい低血糖の時間帯をできるだけつくりたくないという信念から、9〜10％ぐらいの高めにコントロールしています。なおかつ、低血糖を起こさないために、三度三度の食事をきちんととるように心がけています。

心得8 高齢者のダイエットは、デメリットだらけと知る

「やせているほうが健康」と日本人が思いこむことになった元凶のひとつは、メタボ健診だと私は思います。

メタボ健診の基準値は、BMI18・5以上25未満。少しでも太りぎみと判定されると生活習慣を改善するための指導がなされています。そのような経緯もあって、少々ふっくらした

だけでも、多くの人は体によくないと考えるようになってしまったのではないでしょうか。

ＢＭＩは、「体重（kg）÷身長（m）÷身長」で計算できます。

18・5未満　➡低体重
18・5以上25・0未満　➡普通体重
25・0以上30・0未満　➡肥満度1
30・0以上35・0未満　➡肥満度2
35・0以上40・0未満　➡肥満度3
40・0以上　➡肥満度4

自分のＢＭＩを計算し、どのグループに属するか見てください。

年齢によってちょうどいいＢＭＩは変わる

メタボ健診では普通体重をいちばん健康的としていますが、多くの研究で死亡率が低いのは肥満度1の人です。研究によっては肥満度2までも含むというものがあります。

宮城県で40〜79歳の約5万人を12年追跡調査すると、全年齢で解析した結果では、死亡率が最も低いのはBMI25〜30でした。次に低いのはBMI30以上の肥満の人、最も死亡率が高かったのは、やせのほうだったのです。

この研究を年齢別で見てみると、さらに興味深いことがわかりました。死亡率が最も低かったのは、40〜64歳ではBMI23〜25だったのに対して、65〜79歳ではBMI25〜27・5という結果になったのです。年齢によって、健康的な体型というのが変わってくるということです。

「20歳からサイズが変わっていない」と言う女優さんがいて、そのスリムなプロポーションにあこがれる人も多いようですが、健康の観点から言うと、20歳のときの体重と、70歳を過ぎてからの体重が同じというのはあまりいいことではないかもしれません。

この調査結果は、私たちの実感とも一致しているのではないでしょうか。身の回りの元気な70代、80代の人は、やせ型というよりは、ふくよかなタイプが多いと思います。見た目の若さも、実年齢よりも10〜20歳若く見えるような人は、ふっくらとしています。逆に、やせ型の人は、実年齢より老けて見えることが多いように感じます。

がんも、認知症も、やせている人のほうがなりやすい

では、がんの発生率はどうでしょうか。日本の男性でがんの発生率が高いのは、ＢＭＩが21未満のやせているグループと、30以上のグループでした。

ＢＭＩと認知症の関係を調べた山梨大学の研究では、男女ともにＢＭＩ18・5未満のやせている人ほど認知症の発症率が高いという結果が出ています。これは、愛知県に住む65歳以上の高齢者約４０００人を対象に、約6年間追跡調査したものです。

やせていると、死亡率が高くなり、がんにも、認知症にもなりやすいのは、低栄養と関係があると考えられます。

低栄養とは、体に必要な栄養素やエネルギーが足りないときに起こる体の状態です。体重が減るだけでなく、筋力が低下するので、活動することがしんどくなり、少し動いただけでも疲れやすく、認知機能の低下や、免疫力の低下などを招きます。骨ももろくなり、骨折のリスクも高まるでしょう。

こうしてみると、高齢者にとってやせることは命を削ることであり、自らダイエットで体重を落とそうとすることは自殺行為なのです。

摂取カロリーが戦後と同レベル

厚労省は、「日本人の食事摂取基準」を作成し、健康にすごすために食事からどれくらいの栄養素やエネルギーをとるべきかという基準を定めています。５年に一度改定され、２０２５年版の改定案では、一日に必要なエネルギー量は、身体活動レベルがふつうの人の場合で、男性18〜64歳では２６００〜２７５０キロカロリー、女性18〜64歳では１９５０〜２０５０キロカロリーを摂取することを目安としています。

しかし、日本人の総熱量摂取量は、１９４６年の戦後直後と同じ１９０３キロカロリーしかありません。

戦後、カロリーは順調に増えていくのですが、80年代から減少に転じ、２０１０年には１８４９キロカロリーにまで減りました。それでもまだ「やせなければ」と思わされ続けていることの不可思議さにそろそろ気づかないといけません。

心得 9

がん検診を受ける前に、発見されたらどうするか考えておく

早期発見すれば、回復の見込みが高いとされている病気にがんがあります。早く発見すれば、軽い治療ですむ、という考え方です。

ですが、軽い治療とは言っても、高齢の患者さんにとっては「軽い」ではすまされないことが多い。がんが発見されれば、手術や抗がん剤治療などが待っています。以前は80歳以上の方に手術をしなかった消化器外科の領域である胃がん、大腸がん、肝臓がんなどは、90歳を超えた患者さんでも、全身状態がよく元気な人であれば、積極的に手術を行っている例もあります。

しかし、これらの治療を体力の落ちてきた高齢者が耐え抜くのは大変で、治療の害で亡くなっていく人も相当数いると考えられます。がんが寿命を縮めるというよりも、治療が寿命を縮めてしまうことが実際に多いのです。これもがん検診でがんを見つけてしまった害悪だと私は考えます。

85歳をすぎるとほぼ全員に何らかのがんがある

がんは、細胞分裂のコピーミスによって起こってくる病気です。日本人の2人に1人ががんになると言われていますが、85歳をすぎればだれもが体内にひとつかふたつのがんをもっているものです。私が勤務していた浴風会病院で年間100例もの解剖結果を見ると、85歳以上のほぼ全例でがんが見つかっているのに死因ががんの人は3分の1で、残りの3分の2の人は別の原因で亡くなっていました。がんがあっても知らずに、別の原因で亡くなることのほうが多いのです。

高齢者の場合、がんの進行がゆるやかになるため、放っておいても大丈夫なケースは意外と多くあります。がんを抱えながら、QOLを損なわずに暮らしている人もめずらしくありません。

アメリカでは米国内科専門医機構財団が医療のプロフェッショナリズムに基づき、患者・市民が本当に役立つ医療を賢く選択できるように、2012年から「チューージング・ワイズリー・キャンペーン」が展開されています。そこでは、無駄とされる医療もいくつか提示されていますが、そのひとつに「予測される寿命が10年以内の人ががん検診を受けるのは、ほとんど無意味」としているのです。

とても悲観的に聞こえますが、高齢者のがんは進行が遅いので、放っておいても10年くらいは生きられることが多い。つまり「受けても受けなくても寿命はさほど変わらない」という意味が含まれている、と私は思っています。

それでも、やはり心配だからがん検診を受けておこうと言う人もいるでしょう。その場合、検査を受ける前に、がんが発見されたときにどうするかを考えておくことが大切です。もし、つらい治療はしたくないと思うなら、がん検診でわざわざがんを見つける必要もないと思います。

病院のベッドに寝たきりになってでも、がんと闘うのか。それとも、残りの人生、がんと共存しながら日常を楽しんですごす方法を探していくのか。これは、個人の価値観で大きく分かれますが、いずれの場合もある程度の方向性を決めておくことが大切です。

年を重ねれば重ねるほど、がんが見つかる確率は高くなるので、いざ見つかった場合、どうするかを考えておかないと、あれよあれよと医者のおすすめコースの治療が始まってしまいます。

心得 10 ストレスをためこむくらいなら、禁煙しないほうがいい

国立がん研究センターが「がんを防ぐための新12か条」をまとめました。

これは、日本人を対象とした疫学調査や、現時点で妥当な研究方法で明らかとされている証拠をもとにまとめられたもの、とされています。

1　たばこは吸わない
2　他人のたばこの煙を避ける
3　お酒はほどほどに
4　バランスのとれた食生活を
5　塩辛い食品は控えめに
6　野菜や果物は不足にならないように
7　適度に運動

8　適切な体重維持
9　ウイルスや細菌の感染予防と治療
10　定期的ながん検診を
11　身体の異常に気がついたら、すぐに受診を
12　正しいがん情報でがんを知ることから

このなかで気になったのは、たばこについてです。

1の喫煙や、2の受動喫煙は肺がんのリスクを上げるもののひとつです。受動喫煙の害が叫ばれると、2020年4月1日に改正健康増進法が全面施行され、世の中の多くの場所(飲食店、会社などの事務所、娯楽施設、体育施設、宿泊施設など)が原則禁煙になりました。私は喫煙はしませんが、喫煙者が片隅に追いやられているのを見るとなんだか気の毒になります。

肺がんの原因はたばこだけではないのに、喫煙者だけが非難されるのはフェアではありません。喫煙率は以前の3分の1に下がっているのに、肺がん死はむしろ増えています。

かつて日本人の肺がんは、ほとんどが扁平上皮がんでしたが、喫煙率が下がってから、お

よそ10〜15年後に扁平上皮がんは減っています。今の扁平上皮がんは3割ほどで、6割くらいが腺がんです。おそらく原因物質として、粒子の大きいものが気管支で引っかかって扁平上皮がんとなり、粒子の小さいものが肺の奥まで運ばれて腺がんを引き起こしていると考えられます。

腺がんの発症要因は、おそらく粒子の小さな大気汚染でしょう。国内の工場からの煤煙などは、以前よりずっときれいになりましたが、中国の経済発展とともに大陸からPM2・5と呼ばれる微粒子が飛んでくるようになりました。自動車の排ガスも問題です。道路工事と警察の過度な規制で発生した渋滞時の排ガスが特に悪い、と私は考えています。また、腺がんの原因にはホルモンも関係していると言われています。

ストレスというがんのリスクを無視しないで

日本では特定のワルモノを想定し、そのワルモノを徹底的に排除するような傾向がありま す。それだけを排除すれば予防ができているという錯覚に陥っているのです。肺がんにとってのたばこがそれであり、高血圧や高血糖、高コレステロールは脳卒中・心筋梗塞にとっての極悪人です。けれど、実際には、その極悪人にも善人の側面があることは、ここまで読んでおわかりいただけたと思います。

たばこを吸うと気分がいい、ほっとすると言うのだったら、無理にやめる必要はないと私は思います。たばこをやめてイライラするくらいなら、気分よくすごせるようにしたほうがいいのです。

私の友人の祖父は82歳のときに肺がんが見つかりました。医者に「もう手遅れだから、手術はできない」と言われ、家族から「がんが進行してしまうから、たばこはやめなさい」と取り上げられてしまいました。がんと宣告されただけでもショックなのに、たばこまで取り上げられてしまったので、「オレはもう死ぬんだ」とうつ状態になってしまいました。

けれど、その後、たばこが原因でがんになることはあっても、たばこでがんが進行するわけではないと開き直り、再びたばこを吸い始めました。すると、表情も見違えるように元気になり、たばこを吸い続けて10年間、92歳まで生きました。最期は肺がんではなく、くも膜下出血で亡くなりました。

がんにかぎらず、さまざまな病気のリスクというのがわかってきています。リスクとは確率論であって、その病気になるかどうかはわからないのです。

精神科医として言うならば、将来なるかもしれない病気のために、好きなことをやめてストレスをためこむのなら、そちらのほうが害が大きい。ストレスは免疫力を低下させるからです。この新12か条には、ストレスのことがひとつもふれられていないのは、不思議でしかたありません。

心得11 意味のない検査・有害な検査はパスしていい

健診には、病気の発見にあまり結びつかない検査や、かえって健康の害になる検査もあります。

その代表的なものが胸部エックス線検査です。健診の胸部エックス線検査は、1972年に制定された労働安全衛生法に基づいて行われるようになりました。当時は、労働者のなかで肺結核が問題となっており、その早期発見のために始められたのです。

かつて肺結核は「国民病」と言われるほど多くの人がかかり、かつ死亡率が高い病気でした。その後、栄養や衛生状態の改善などで患者数は減り続けています。70年代も徐々に減ってきていましたが、肺結核の罹患率は現在の10倍以上ありました。そのため、健診で早期発見することには意味があったかもしれません。

しかし現在、肺結核は少なくなりました。WHO（世界保健機関）は患者数が人口10万人当たり10人未満を「低まん延国」としています。日本は2021年に10万人当たり9・2人となり、「低まん延国」となったのです。もちろん、今も肺結核の患者はいて感染拡大にはある程度の注意が必要ですが、健診で発見に努める必要があるかというと疑問が残ります。

胸部エックス線検査は、肺がんを発見できるのではないか、と言う人もいることでしょう。こちらも、残念ながら有効とは言えません。肺がんのスクリーニングとしての胸部エックス線検査は、複数の大規模ランダム比較試験でその有用性が否定されており、アメリカや欧州諸国では、肺がんのスクリーニング検査として胸部エックス線検査は推奨できない、としています。そもそも私は、高齢者のがんの早期発見にはあまり意味がないと考えていることは、前述したとおりです。

胸部エックス線検査には、医療被ばくの心配もあります。毎年一度は、健診で胸部エックス線検査を受け、さらに精密検査や人間ドックでCT（コンピュータ断層撮影）検査などを受けると、被ばく量は高くなり、発がんリスクは一気に高まります。特に、CT検査の被ばく線量は、ふつうのエックス線検査の200～300倍と言われています。

脳動脈瘤手術を欧米ではすすめない理由

心電図検査についても、そもそも症状のない健常者に対して検査することの意義が確認されていません。心電図は検査をしているあいだだけの心臓の電気信号を検出するので、ときどき出るような不整脈はほとんど捉えることができません。不整脈があるかどうか調べるには、24時間装着する「ホルター心電図」が必要になります。

最近は、スマートウォッチ外来という外来ができ、スマートウォッチによるモニターを診断に役立てるところも出てきましたが、あくまで電気信号の検査なので、弁膜症など、心臓の形の異常は捉えることはできません。このように、心電図検査もいくつもの限界がある検査なのです。

健診ではありませんが、人間ドックのオプションなどとして実施されている脳ドックも、欧米ではあまり行われない検査です。ＭＲＩ（磁気共鳴画像）で脳動脈瘤を見つけ出して、破裂を防ぎましょうというのがふれこみで、６００以上の全国の施設で行われています。

しかし、ＭＲＩで見つけた脳動脈瘤を手術するメリット・デメリットについて調べたヨーロッパの研究の結論は、「手術すると少し寿命が延びる可能性がある。しかし残りの人生を神経マヒですごす人が増えるため、結局、手術はすすめられない」というものです。

脳動脈瘤の破裂を防ぐための手術はふたつあります。ひとつは全身麻酔下で開頭し、顕微鏡を使って脳動脈瘤の根元の部分を、血管の外側からクリップで挟む手術。非常に難しい手術で、きちんとした施設で、きちんとトレーニングされた脳外科医がやっても障害が多く出るため、手術を受ける場合は慎重に決断しなければなりません。もうひとつは、カテーテルを使って血管の中を進み、脳動脈瘤のコブの部分にコイルを詰めて破裂を防ぐ手技です。こちらも、できる医者がかぎられています。

脳動脈瘤が見つかっても手術はせず、経過を観察しましょうという場合でも、血圧は110以下と厳密に下げるように薬が処方されます。すると、血圧低下でフラフラにされてしまう人が多いのです。

私は基本的に、具合が悪くない人に対して一律に検査をする健診には疑問をもっています。医療の恩恵を受けるには、医療は必要最小限にとどめること。検査は、具合が悪くなったときや、ある状態が悪化する可能性があり経過観察が必要なときなどに受けるというのが基本だと思っています。

第2章

高齢者はなぜ、薬でヨボヨボになるのか

心得 12
薬を5種類以上飲むと、転倒リスクが一気に高まる

92歳になってもお元気な評論家・樋口恵子さんは、90歳になったばかりのころ、玄関の上がり框《がまち》で転倒された経験があるそうです。それは、何かにつまずいて転倒するというようなそれまでのものとはまるで違い、フワーッと力が抜けて崩れ落ち、背中とほほ骨をぶつけたとか。そのとき思い出したのが、若いころ90歳の方から聞かされた「年をとるとフワーッと倒れることがある」という話。そのころはまだ理解できなかったそうですが、自分の身に起きて、ああ、これかと得心されたそうです。

「年をとるというのは未知との遭遇ですね。新しい体験が次々と起こります」と、転倒した経験さえもユーモアに変えてしまうところは、老いとのつきあい方で大いに真似したいところです。

この話をお聞きして、私は意識障害が転倒の原因ではないかと思いました。意識障害の原因の多くは、低血糖や低ナトリウム血症などによるもので、高齢になるとよく見られます。

だから、高齢者は血糖値や塩分などをあまり気にせず、しっかり食べて、糖質や塩分が不足しないようにしてもらいたいのです。

特に注意したいのは、飲んでいる薬の影響でも意識障害が起こることです。ずっと前から同じ薬を飲んできて今まで何もなかったとしても、その日の体調の変化などによって、突然起こることがあるのです。

「年のせい」と思っていたら、実は薬のせいかも

東大病院老年病科入院データベースによると（75ページ図3）、飲んでいる薬の数が6種類以上になると、薬の副作用による薬物有害事象の頻度が5種類までと比べて明らかに多くなるとされています。また別の調査ではふらついたり、一瞬意識が飛んだりなどして転倒する事例は、飲んでいる薬の数が増えるほど多く発生しており、特に、その数が5種類以上になると、転倒の発生頻度が40％を超すというデータもあるのです。

けれど、高齢者が転倒しても、薬の副作用だという発想にはならず、たいていは「年のせい」ですまされてしまいます。本人も「転んだ」という事実にショックを受けたり、落ちこんで自信を失ったりします。本当は、薬が原因で起こっているかもしれないのに、です。

薬の副作用の影響が歩いているときに起これば、転倒して骨折する可能性があります。足の付け根の部分にあたる大腿骨頸部《けいぶ》などを骨折すると、寝たきりになるリスクが高くなります。また、自動車を運転中に、意識がぼんやりする状態になれば、重大な事故につながりかねません。

薬が増えることを多剤併用と言います。「ポリファーマシー」(「Poly」=「多くの」と「Pharmacy」=「調剤」を合わせた造語)とも言い、厚労省は、ポリファーマシーについて、「単に服用する薬剤数が多いのみならず、それに関連して薬物有害事象のリスク増加、服薬過誤、服薬アドヒアランス低下等の問題につながる状態」と定義しています。

簡単に言うと、薬の数が多くなることにともなって、薬の副作用が現れやすくなり、薬の飲み間違えも増え、患者さん自身が治療方法を理解、納得して積極的に治療に参加しようという意志も低下していってしまう、これがポリファーマシーの問題です。

起こりやすい副作用

高齢者に多い薬の副作用には「ふらつき・転倒」以外にも、「もの忘れ」「うつ」「せん妄」(意識が混乱した状態。84〜85ページでも解説)「食欲低下」「便秘」「排尿障害」などが

図3　薬物有害事象および転倒と多剤併用のリスク

薬物有害事象の頻度

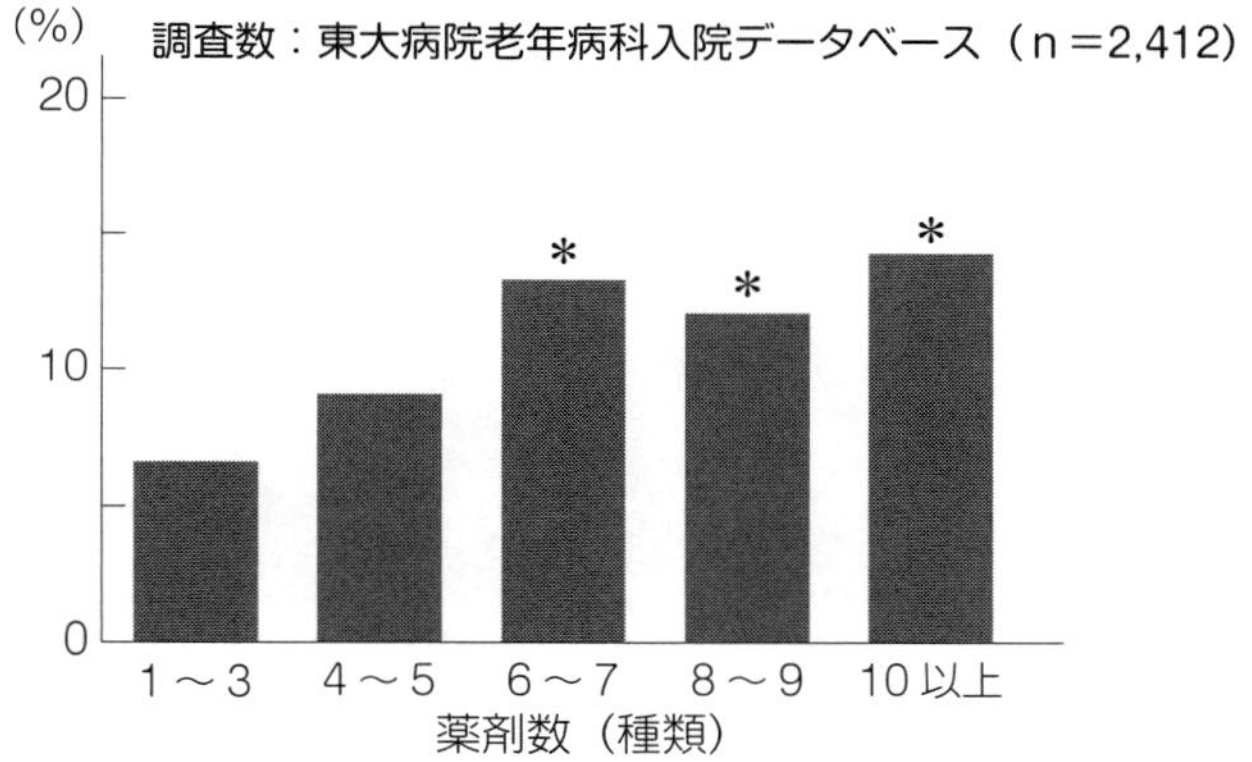

Kojima T, et al: Geriatr Gerontol Int 2012; 12:761-2.より引用

転倒の発生頻度

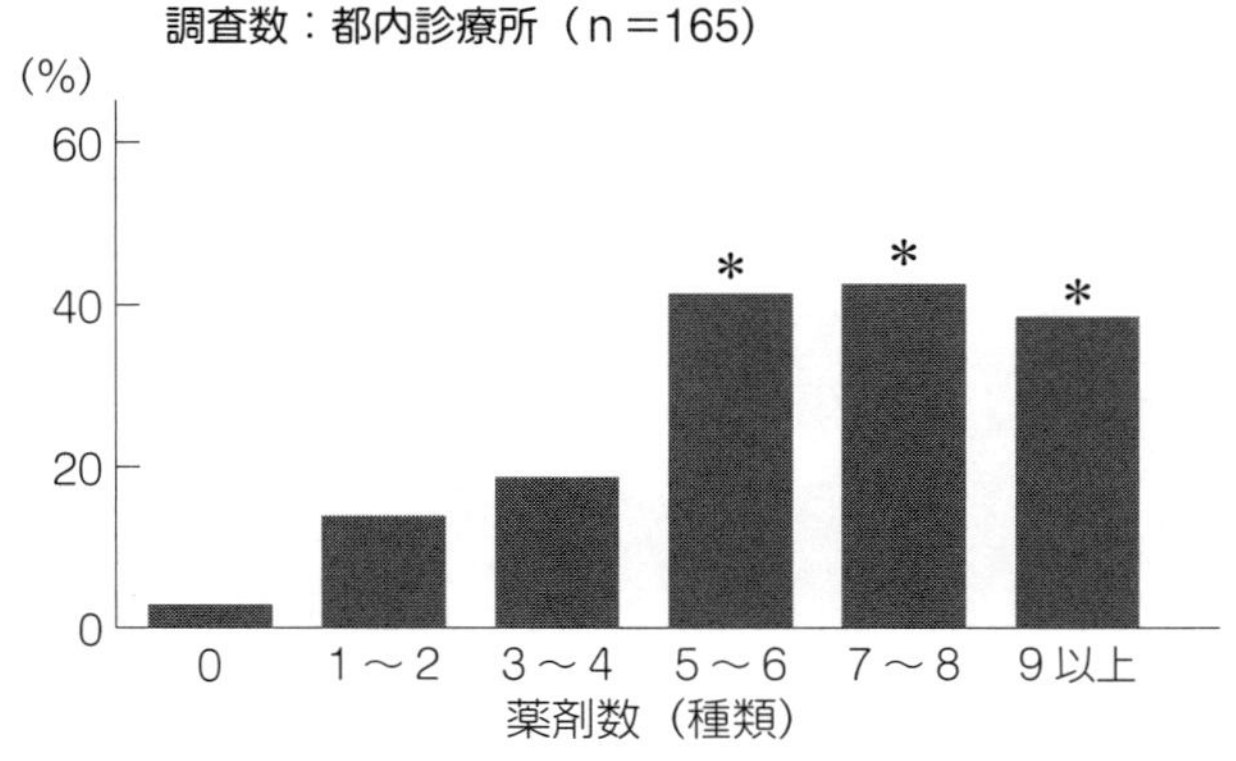

Kojima T, et al: Geriatr Gerontol Int 2012; 12:425-30.より引用
出典　『高齢者の安全な薬物療法ガイドライン2015』日本老年医学会より

あります。

「もの忘れ」「うつ」「せん妄」などの精神的な症状は、認知症と間違えられ、本来なら不要な薬を処方されたり、周囲から不本意な扱い方をされたりするおそれもあります。

「食欲低下」は、低栄養の状態につながりやすく、体に必要な栄養が不足するために老化が一気に進みます。

「便秘」「排尿障害」は不快な症状なのでQOLの低下を招きます。人によっては、精神的な不安や不穏行動の原因になることも。便秘はトイレでいきむときに血圧の急激な上昇を招くので、トイレで脳卒中を起こす人も少なくありません。

いずれもこれらの副作用は、日常的にありがちな症状であるため、薬のせいで起こっているとは気づかれない場合もあります。

まずは、自分の薬についてよく知ること

高齢になると病気の数が増えるのがふつうで、それにともなって薬の数も増加していきます。多くの人は特に疑問ももたず、医者に言われるままその薬を飲んでいますが、その従順さが自分をヨボヨボにしてしまうポリファーマシーにつながりかねません。

ポリファーマシーの問題を解決するには、患者さんを全身的に診る総合診療医のような医者が必要であったり、医者と薬剤師などの連携が必要だったりするのですが、すぐに実現できるようには思えません。まずは患者さん側も自衛手段として、自分の飲んでいる薬についてよく知ることが大事です。調剤薬局で薬と一緒にもらう説明書やおくすり手帳に貼られた調剤内容などには、薬の作用や注意点などが書かれています。わからないことがあれば、医者や薬剤師に質問しましょう。

心得13 「年をとれば薬の数が増える」は、当たり前ではない

年をとるにつれて薬が増える原因は、病気の数が増えることがひとつの原因です。

ある男性の患者さんは、50代くらいから腰痛があり、整形外科に通って痛み止めの薬を飲んできました。60代になると、健診で「血圧が高い」「コレステロールが高い」と言われ、内科で処方された血圧を下げる薬とコレステロールを下げる薬を飲み始めました。

その後、頻尿や尿意切迫といった症状が起こるようになり、過活動膀胱の治療を泌尿器科

で受けています。

薬の数を数えてみると、高血圧の薬が2種類、脂質異常症の薬が1種類、過活動膀胱の薬が3種類、腰痛の薬が1種類の合計7種類。

「60代ですでにたくさん薬を飲んでいるのに、この先、年をとって、薬が増えるにまかせていいのだろうか？」と疑問を抱いています。

患者さんのなかには、「薬さえ飲んでいれば安心」と考える人がいて、数日休んでいれば治るような軽い風邪でも医者にかかり、薬を欲しがる人がいるのもたしかです。しかし、薬を欲しがったわけではないのに、いつの間にか薬が増えてしまう現状があります。75歳以上で薬を使っている人の約4人に1人は、1ヵ月にひとつの薬局で7種類以上の薬を受け取っているという調査があるほどです。

最悪なのは、副作用の症状を薬で治そうとすること

高齢者の薬が増えてしまう背景には、臓器別診療の弊害があります。現代の医者の多くは自分の専門分野の診療には長《た》けています。しかし、臓器ごとに専門分野が分かれていますので、専門外の診療についてはシロウトなため、医者向けのマニュアル本を参考にしながら薬

を処方することになります。

高齢者に薬を処方するときには、高齢者の生理的な薬の効き方の特徴や、ほかの病気の治療で薬を飲んでいる場合などさまざまなことを考慮する必要があります。しかし、マニュアル本にそういったことは考慮されておらず、高齢者も若い人と同じ処方しか書かれていません。

そのため、一人の医者がマニュアルどおりに薬を2〜3種類処方すれば、三人の医者にかかっている人では単純に計算しても、6〜9種類の薬が処方されることになります。

最悪なのは、服用している薬の副作用を、別の病気と誤認し、その治療のために新たな薬が連続して処方されてしまうことです。薬の副作用を薬で治そうとするので、いつしか薬の量が増えていき、その薬同士の相乗効果でさらに副作用が出るのです。これは処方カスケードと言われ、「カスケード」（＝連続する滝）のように次から次へと薬が投入される状態です。

たとえば、認知症薬のなかには、尿失禁という副作用をもつものがあります。これが副作用だと気づかれなかった場合、尿失禁を改善するために抗コリン薬が処方されます。抗コリン薬については後述しますが、この薬には「薬剤性せん妄」という最も注意すべき副作用があります。この薬剤性せん妄の症状は85ページで詳しく解説しますが、認知症の症状と誤って捉えられ、さらに抗精神病薬が処方されてしまう可能性があるのです。

副作用がさらに薬の数を増やし、それがさらに重大な副作用を生む。この悪循環の行きつく先は、薬漬け地獄です。

薬を3分の1にしたら寝たきり老人が歩き出した！

薬漬けがどんなに危険かを示す例があります。

医療費が年々増えていた1990年代、長期入院の患者さん向けのいわゆる「老人病院」に、定額制医療が導入されました。それまでは「出来高制」で、点滴をするほど、薬を出すほど病院側はもうかっていたのですが、医療保険から治療費が支払われる枠がもうけられ、どんなに薬を出しても入ってくるお金は同じ、つまり、薬を出すほど損するシステムに変わったのです。それを機に、病院は点滴も薬も減らすようになりました。

入院患者さんにしてみれば、長年飲んできた薬が減らされるので、具合が悪くなると思いきや――。

「薬が3分の1に減らされたら、それまでただ寝ていた人がテレビや読書に親しむようになり、寝たきりだった人がベッドから出て歩き回るようになった」

当時いろいろな老人病院の院長が、そのような話をしていました。

必要のない治療が、患者さんを寝たきりにしていたという事実。そして、過剰診療をやめたら、なんと寝たきりの高齢者が歩き出したという事実。いかに無駄な医療が患者さんを苦しめているのかを示す一例です。

心得14 年とともに薬の効き方が変わるから注意する

「今まで薬を飲んできたが、気になるような副作用は起きたことがない」と言う人でも、年齢とともに、副作用が現れることがあります。しかも、その副作用は、若い人に比べて高齢者では重症になりやすく、さまざまな臓器に及びやすいのが特徴です。

高血圧と診断された70代の女性は、なんと血圧の薬だけで5種類も処方されていました。同年代の友人から「私はそんなに多く飲んでいない」と言われて不安になり、別の内科医にかかると「やっぱりこれは多すぎる」と言われたそうです。

なぜ、こんなに薬が増えてしまったのか。おそらく薬を出した医者が、高齢になるにつれ体がどう変化するかよく知らないことが原因ではないかと思われます。薬の効き方は、若い人と高齢者ではまるで違うからです。

高齢者は薬が体に残りやすい

薬が体内でどんな動きをするのか、少し説明しましょう。

薬は通常、服用すると胃や小腸から吸収され、血液によって全身を循環します。そして、目的の臓器に到達してはじめて、薬の効き目が現れます。効き目の長さは薬によって違いますが、時間の経過とともに肝臓などで薬が代謝・分解されたり、腎臓から排泄されたりして効き目が消えていきます。

しかし高齢になると、肝臓や腎臓の働きが低下するため、薬の代謝・分解が遅れて効き目が必要以上に長引いたり、薬の排泄が遅れて薬が体内に長く残ったりします。そのため薬がいつまでも体内にとどまり、効きすぎたり、副作用が起こりやすくなったりしてしまうのです。

薬には「半減期」があります。血液に吸収された薬の濃度がピークに達してから、半分に減少するまでの時間のことです。半減期が短い薬は、代謝と排泄のスピードが速いので、薬の効き目も短くなります。半減期が長い薬は、反対に代謝と排泄のスピードが遅いので、体の中で薬が作用する時間が長くなります。

前述のとおり高齢者の体は薬が体内にとどまりやすいため、半減期の一般的な基準が通用しにくくなります。

薬の半減期は、若い人の体を基準にして決められているので、若い人と同じ量の薬を高齢者が服用するだけで副作用は起こりやすくなります。しかも、高齢者は何種類もの薬を服用しています。それだけ薬害の危険性も高まるのは当然でしょう。

高齢者では、薬の影響が長く残りやすいという特徴がある一方で、薬による効き目がはっきり出ないことがよくあります。高齢者の薬の効き方は、若い人より個人差が大きいのです。５種類の血圧の薬が処方されていた例は、おそらく、初めの薬でなかなか血圧が下がらず、次々と薬を加えていった結果なのでしょう。「基準値にすることが絶対」と考える医者で、ときどきこうした例が見られます。

問題は、高齢者のことをよく知る医者が身近に少ないということです。また、高齢者に適した薬の処方もあまり研究されていません。

日本では、15歳以下の「子ども」には、薬の量や種類を規定して、安全に薬を服用できるような配慮がされているのに、高齢者にはそうした配慮がまったくないのです。その結果、高齢者は薬の種類も量も多くなり、副作用でヨボヨボにされていく危険性が高まります。

心得15 「せん妄」は身近な薬でも起きると知っておく

私の患者さんでも、昨日までふつうにすごしていたのに、入院したら突然、認知症のような症状が現れ、家族が慌てることがあります。

「知らない人が部屋に入ってきて、お金を盗んでいった」

「テレビから有名な俳優が出てきて、話をしていった」

現実にはあり得ないことを、大真面目に話したりします。

あるいは、イライラしたり、興奮したりして、よその患者さんの点滴の針を勝手に抜いてしまったり、大声を出したりすることもあります。

「ボケてしまったのではないか」と疑うことが多いようですが、これらは「せん妄」という意識が混乱した状態で、認知症とは違います。一時的に脳が機能不全を起こすことによって、突然、注意散漫になったり、軽い意識障害が出たりするなどのさまざまな精神状態のこと全般を指します。症状は、数時間から数日で収まるのが一般的です。

せん妄は、入院するなど環境が変わったとき、脱水や発熱など体調が悪いときでも起こりますが、私の臨床経験として最も多いのが薬の影響です。薬の影響によって起こるせん妄を「薬剤性せん妄」と言い、厚労省のマニュアルでは、次の症状が見られるときには、薬剤性せん妄を疑い、医者や薬剤師に急いで相談する必要がある、としています。

- 会話にまとまりがなく、何となくボーっとしている
- 夕方から夜にかけて、興奮して眠らなくなる
- 時間や日づけ、自分のいる場所、家族の名前などを言い間違う
- 人が変わったように不機嫌でイライラする
- 実在しない人や物が見えるような動作をする（幻視）

高齢者が若い人に比べて薬剤性せん妄を起こしやすいひとつの原因は、脳の働きが衰えて

いるためです。人の脳は加齢とともに容量が少しずつ縮小し、脳内の神経伝達物質の量も減りやすくなっています。神経伝達物質とは、ドーパミン、セロトニン、アセチルコリン、ノルアドレナリンなど、脳の機能や行動、感情、学習、記憶などのコントロールに関与している化学物質のことです。高齢者の脳は、神経伝達物質が減りやすく、アンバランスを起こしやすい状態にあるのです。

せん妄がどういうしくみで起こるのかは不明な部分もありますが、おそらく加齢とともに脳の機能が落ちているところに、薬が影響し、神経伝達物質のアンバランスなどが脳内に生じる。それによってせん妄を発症しやすくなると考えられます。

せん妄を起こす身近な薬

厚労省の「重篤副作用疾患別対応マニュアル　薬剤性せん妄」（令和3年3月）で、薬剤性せん妄のハイリスク薬として、次のような薬をあげています。高齢者にとって、わりと身近な薬も含まれているのに気がつきませんか。

- 一般的な睡眠薬

- 抗不安薬（$\mathrm{GABA_A}$受容体作動薬〈ベンゾジアゼピン系薬、非ベンゾジアゼピン系睡眠薬〉）※長期間服用していた$\mathrm{GABA_A}$受容体作動薬を、急に中止したときにもせん妄を発症することがある
- 麻薬性鎮痛薬（オピオイド）
- 副腎皮質ステロイド
- 抗ヒスタミン薬（抗アレルギー薬）
- Ｈ２ブロッカー薬（制酸薬）
- 抗パーキンソン病薬

これらの薬の多くは、「抗コリン作用」のある薬です。抗コリン作用とは、アセチルコリンの働きを抑える作用のこと。アセチルコリンは記憶や注意、集中にかかわり、脳の活動を高める作用がありますが、この働きを抑えてしまうため、脳の活動が落ちてしまいます。

ちなみに、池袋暴走事故を起こした当時87歳の受刑者は、公判でパーキンソン病を患っていたことが明らかにされ、事故当時、パーキンソン病薬を服用していた可能性が強いのです。意識がもうろうとした状態で幻覚が見えていた可能性が小さくありません。

高齢者の場合、抗コリン作用がある薬以外に、日常的に飲んでいる薬でもせん妄は起こりやすくなっています。以前から飲んでいて、特に副作用が気にならなかったという薬でも、その日の体調などによってせん妄が起こることがあります。

薬剤性せん妄は、薬の副作用のなかで最も注意したいものです。意識の混乱や注意の低下によって、転んだり、けがをしたり、運転を誤ったり、身体的な危険が直接及ぶことがあるためです。認知症と間違われ、不適切な対応をされることもあります。それ以上に運転中に起こると大変危険で、暴走事故を起こしかねません。

くり返しになりますが、薬剤性せん妄が起きたらすぐに医者や薬剤師に相談することが重要です。

心得16 免許返納をする前に、薬を見直すべし

高齢ドライバーによる交通事故がニュースになるたび、「高齢者は他人を巻きこむような死亡事故を起こしやすい」と思った人も多いのではないでしょうか。

高齢の親をもつ人たちも、高齢者本人も「他人の命を奪ってはいけないから運転はやめるべき」と重く受け止め、免許返納を考えるようになります。

しかし、実際は、高齢者が他人を巻きこむ死亡事故を起こす確率は、若い人よりも低いのです。このことは、警察庁のデータでも知ることができます。

高齢者は若い人に比べてふだんからスピードを出さない人が多いのに、ニュースで報じられるような暴走事故を起こしてしまうのはなぜか。私はかなりの割合で、薬の副作用による意識障害が起きていると考えます。

「運転禁止薬」に対しほとんど注意喚起がされていない

薬には「運転禁止薬」といって、副作用のために運転が禁止されている薬があるのをご存じでしょうか。このなかには、前述した薬剤性せん妄を起こすハイリスク薬だけでなく、風邪薬や花粉症の薬、痛み止めなど、だれもが服用する可能性が高い薬もあります。その数は、なんと2700種類以上。医療用医薬品の25％が運転禁止薬に指定されているのです。

睡眠導入剤も、運転禁止薬に含まれています。翌朝、薬が残っていなければ、運転に問題はないというのが通常の考えですが、客観的に薬が残っていないかをチェックする方法がありません。

せめて服用した翌朝、頭がはっきり覚醒しているか、自分でチェックすることは必要です。たとえば、新聞を集中して読むことができて、内容を理解できるか、自分で自分を確認しましょう。

また、「運転注意薬」という薬もあります。運転禁止薬ほどではないが、運転に注意する必要があるとされている薬です。このなかには、糖尿病治療薬や降圧剤、抗不整脈薬、泌尿器系薬、抗生剤など、高齢者がよく使用する薬が含まれています。

運転禁止薬を処方するときには、「この薬を服用中は運転はしないでください」と医者や薬剤師はきちんと説明する義務があります。しかし、注意書きはあっても、口頭で厳しく伝えられることはほとんどありません。医者が「運転はしないでください」と言って、「運転できないのは困るから、別の薬にしてほしい」となった場合、短い診療時間内に対応しきれないという裏の事情がうかがえます。

高齢ドライバーの事故を減らしたいのならば、免許を自主返納させる前に、まずは薬のチェックをして、ハイリスク薬は使わない、ポリファーマシーにならないように薬の数を減らすといったことのほうが先決です。

筑波大学などでの研究チームが2019年に調査した結果では、65歳以上で運転をやめた人が6年後に要介護になるリスクは2・16倍にもなったと報告しています。運転をやめてから電車やバス、自転車に移動手段をかえた人たちでも、運転を続けた人に比べて1・69倍もの要介護リスクになることも明らかにされています。

海外の研究では、高齢者が車の運転をやめると、うつ状態になるリスクが約2倍になり、社会参加も減るなどの悪影響があると示されています。

高齢者を薬漬けにして、薬剤性せん妄が起こりやすい状況を放置しながら、高齢者から運転免許を取り上げて移動の自由を奪うというやり方は、あまりにも残酷としか言いようがありません。

心得17　薬を減らしたいとき、医者が無理そうなら薬剤師に相談

薬を飲んだ後、具合が悪くなった場合は、医者や薬剤師に相談し、薬を打ち切ったり、別の薬に変えたりすることができます。「胃が痛む」「吐き気がする」「薬疹が出る」などのは

っきりした症状が出た場合は、本人も気づきやすいものですが、「頭がぼんやりする」「だるい」など、薬によるものかはっきり自覚できないものは、相談するのを迷ってしまいがちです。「これくらいなら我慢できる」と自覚しながら相談しない人もいます。高齢者にはそういうあいまいな副作用が多いようです。

しかし、我慢は禁物。薬にヨボヨボにされないためには、「もしかしたら」という程度のことでも、「少しだから」という小さな不調でも、医者や薬剤師に伝えましょう。

薬剤師に日ごろから体調のことも相談しておく

相談しやすい環境をつくっておくことも大事です。薬をもらう調剤薬局を決めておくと、薬剤師に相談しやすくなります。

「三つのクリニックから、合計8種類も薬をもらっているけれど、薬を減らすとするなら、どれが減らせそうですか？」

すべての薬の記録を一冊のおくすり手帳に記載するようにしておけば、薬剤師がアドバイスをくれる可能性があります。

薬剤師は、同じ作用のある薬を見極めたり、同時に服用すると効果が相殺《そうさい》されたり、効果が強く出すぎてしまう薬を知っています。そして、薬の処方にミスがあるときなどは、疑義照会と言い、医者に問い合わせる仕事もしています。

調剤薬局で薬をもらうときには、ただ薬をもらうだけでなく、日ごろの体調など積極的に相談してみましょう。ふだんと違う体調のなかには、副作用が隠れているかもしれません。

そして、次の診察のときに、「薬剤師さんにこの薬とこの薬はやめたほうがいいと言われたんですが、先生はどう思いますか？」と質問してみるのも方法です。

減らす薬の優先順位は、飲んで不調になる薬。飲まないでもいい薬ならやめればいいですし、どうしても必要な場合は薬の種類を変えたり、量を減らしたりすることができます。

「この薬を飲むと体がだるい」などと伝えたときに、「数値は正常になったのだから、このまま続けて飲んでください」「やめると悪化しますよ」などと取り合わないようなら、この医者は高齢者の健康を守るのにふさわしくありません。病院を替えることも考えるべきです。

また、87ページで紹介したように、薬剤性せん妄を起こしやすい抗コリン作用のある薬なども中止を検討してください。

日本薬剤師会では、薬による治療や、健康、介護に関する相談に応じる「かかりつけ薬剤師・薬局」の制度を設けています。かかりつけ薬剤師は担当する患者さんが飲んでいる薬の情報を一元的に管理して、休日や夜間などにも薬の相談に応じたり、治療のサポートを行う役割を果たす、とされています。かかりつけ薬剤師をもつと、「かかりつけ薬剤師指導料」が加算され、患者さんは通常より多く医療費を負担することになります。

今後、このかかりつけ薬剤師が多剤併用を防ぐ役割を担ってくれるといいのですが、残念ながら現時点ではその機能は果たせていません。

日本では、薬剤費の抑制のために薬価の安いジェネリック薬を使うようにすすめていますが、それよりも多剤併用を解決するほうがずっと薬剤費が抑えられますし、高齢者をヨボヨボにしないという観点からも急ぐべき課題です。

心得18 「サプリは薬より体にやさしそう」は大きな間違い

2024年3月、「紅麴事件」が社会を驚愕させました。機能性表示食品で紅麴の成分入りサプリメントは、家庭用医薬品や生活用品などで知られる小林製薬の製品で、常用していた人の腎機能障害などの健康被害報告が相次ぎました。

同社のホームページによるものなので正確かどうかわかりませんが、24年9月15日時点で述べ502人が入院し、紅麴コレステヘルプなどの摂取による死亡が関連する問い合わせ例のうち120例が詳細調査対象となっています。

サプリメントは、ビタミンやミネラル、プロテインなど、足りない栄養素を補うには便利なものです。納豆が嫌いな私のような人でも、サプリでならナットウキナーゼをとることもできます。足りないものを補うぶんにはあまり問題はないと思っています。

しかし、機能性表示食品には、「血圧を下げる」「血糖値を下げる」「コレステロールを下げる」というように、体のなかで薬と同じような働きをするものがあります。しかも、国（消費者庁）が有効性や安全性を認めた「特定保健用食品（トクホ）」とは違い、「機能性表示食品」は、有効性や安全性の根拠に関する情報などを消費者庁に届け出れば、事業者の責任で機能性を表示できます。言い換えれば、「コレステロールを減らす」という効果についても、安全性についても、国は「お墨付き」を与えていないわけです。

医療用医薬品であれば、処方した医者が服用後の患者さんの健康状態をチェックしますが、サプリメントの場合、一日の摂取目安量は表示されていても、ユーザーが自己判断で量も増やせるし、使い続けることができるので、健康状態が悪化するまで気づかないことが多く、危険なのです。

機能性表示食品はそれでも国内外の論文などで効果があるからと申請していますが、ちまたにあふれるいわゆる健康食品は薬と違って効果が確認されていないため、医者や薬剤師に相談しても、それに答えるためのデータもないのです。

機能性表示食品と、飲んでいる薬との飲み合わせや、体に与える影響というのもほとんどわかりません。結局、患者さんの自己判断に任されており、何らかの健康被害が出るまで医者にはわからないのです。そもそも、「コレステロール値を下げる」こと自体、私は不要なことだと考えますが、医者が口すっぱく「コレステロールを下げなさい」と言うのなら、医者は医薬品以外のことも勉強してもらいたいと思います。

第3章

すぐに逃げるべき医者、協力し合える医者

心得19 治療のメリット・デメリットを相談する医者を見極める

開業医のクリニックを訪ねると、待合室の目立つところに「○○学会専門医」とか「○○学会認定医」などという証書がうやうやしく飾ってあるのをよく目にします。

この医者は「専門医」の証書が患者に対する権威づけになると満足しているかもしれませんが、患者にとってこの証書は要注意のサインと考えてください。

というのも、前述のとおり日本は基本的に臓器別の専門分化医療なので、自分の専門分野である臓器の病気の治療には長けていて、その分野での専門的な医療を受ける場合はいいのですが、それ以外の病気の治療はおざなりにされがちです。病気ごとに複数の専門医にかかっても、全体を診てくれる医者がいないので、どこかに不具合が生じ、それが原因でヨボヨボにされてしまう可能性があります。

たとえば、循環器内科医が薬でコレステロール値を下げて、仮に動脈硬化の進行を防げたとしても、コレステロールが減ってしまうことで免疫細胞が十分につくられなくなる可能性があります。体がだるいと思っていたら、肺炎にかかっていたというのは、おそらく免疫力が低下したせいだと考えられます。

患者のＱＯＬに欠かせない総合診療医はたった２％

医者は病気があればその治療を優先したがりますが、それが必ずしも患者さんにとっていちばんいい選択なのか。患者の立場に立って「ＱＯＬが保たれるか」「その治療が活力を奪い、老化を進める原因にならないか」といったことを検討する医者の存在が必要なのですが、日本でそうした医者を探すのは大変苦労します。

イギリスでは、ジェネラル・プラクティショナー（ＧＰ）という制度があります。患者は特別な理由がないかぎり、直接専門医のいる病院には行けないしくみになっていて、一人のジェネラル・プラクティショナーに継続的にかかわり、そのとき必要な検査や治療、緩和ケア、家庭の問題なども含めて、ケアを受けることができます。

日本では「かかりつけ医をもとう」と厚労省は呼びかけていますが、一人で複数の科に対応できる医者は非常に少なく、一人の患者さんの健康に関する総合的な相談に応じる「かかりつけ医」として役割が果たせていないのが実情です。

近年は、全体的な健康問題にかかわる総合診療医を育てようという機運が高まってきました。患者さんのＱＯＬや価値観に寄り添った治療の選択をアドバイスし、飲んでいる薬を把握して多剤併用を防ぐことが期待されています。しかし、残念なことに、日本に総合診療医は2％しかいません（これもきちんとしたトレーニングを受けていない人がほとんどで、必ずしもあてになりませんが）。

超高齢社会に求められる医者は、治療のメリット・デメリットが全身的にどんな影響を及ぼすのかを判断しながら、その人の望む暮らし方をかなえるために手助けできる医者です。そうした医者が一刻も早く増えることを願っているのに、なかなかその動きは見られません。

「専門医」でも全身を診るという発想をもつ医者もいる

では、日本の医者はみんな頼りにならないのかというと、そんなこともありません。「専門医」であっても、その医者がどんな病院で学んできたかということも大きく影響します。

私が以前勤務していた浴風会病院では、内科、整形外科の入院患者さんの2割ほどは、精神科でも診ていました。いろんな診療科の医者が一緒にお昼ご飯を食べるという伝統もあり、患者さんを全人的に診ようという方針がありました。

　私は精神科医ですが、そのときにほかの医者からいろいろな話を聞けたおかげで、血圧だろうが、血糖値だろうが、自分の診療経験に基づいて治療します。わからない病気はほかの医者に託しますが、なるべく自分でも勉強してきたつもりです。

　もし、あなたがかかっている医者が循環器内科の専門医だとしたら、

「先生は循環器内科の専門医だとしたら、消化器のこともわかりますか？」と質問したらいいと思います。医者は、患者が何も聞かないと思っているので慌てるかもしれません。

「たしかに、ぼくは循環器内科一筋で、消化器のことはわからないから、ここに書かれているとおりの治療になっちゃうんだけど、それが嫌だったらほかの先生のところに行ったほうがいいですよ」と言ってくれる医者は良心的だと思います。

　そうしたやりとりをしながら、この医者はこちらの要望を聞いてくれそうだな、この医者は信頼できないな、という見極める力がついてくるでしょう。

心得 20 医療に賢くかかり、薬漬けのしくみから逃れる

実は、日本の臓器別専門医療と基準値第一主義、そして、高齢者が薬を5種類も6種類も出されるような多剤処方のいわゆる「薬漬け医療」は、切っても切れない関係にあります。

薬漬け医療が蔓延するのは、金儲け以上に医学教育の「専門分化主義」に問題があると私は考えています。実際、薬を使うほど接待や研究費が増える大学病院の医局と違って、一般の医者の場合は医薬分業（薬を医院や病院で処方せず、調剤薬局で処方するシステム）になって薬を多く出しても収入が増えなくなりました。

なのに、薬の使用が減らないのは、それぞれの医者が基準値に基づいて薬を処方し、薬の重複や相互作用を防ぐような機能が果たされていないからです。そして、基準値を引き下げれば引き下げるほど、患者が増え、使う薬も増えてしまうというわけです。日本のほとんどの病院は、基準値によって患者をつくりだすことで経営が成り立っています。

問題は、大学病院で医者を教育する立場の医者のほとんどが、特定の臓器の専門家という

ことです。そういう人たちが医学教育を牛耳っている以上、受けた教育に忠実な、マジメな医者ほど薬をたくさん使ってしまうことになります。これでは、制度を多少改革した程度では、焼け石に水でしょう。

健康長寿県の病院の経営が黒字!?

一方、国民健康保険の直営の病院や診療所の場合、地域の住民が医療費を使わないこと自体が国保の財政にとっていいことなので、無理に患者さんを増やす必要はないのです。健康長寿県として知られる長野県には、こうした国保直営の病院が多くあります。諏訪中央病院の名誉院長・鎌田實先生が食事や運動で健康づくりに取り組み、脳卒中にならないようにする一次予防に力を入れることができたのも、国保直営の病院の利害と一致したからだと思います。

かつて鎌田先生は、東京の大学病院に勤務する同級生の医者から、「病気の予防に取り組んだ結果、患者数が減ってしまったら、赤字の病院がますます赤字になる」と冷ややかに指摘されたそうですが、これこそ一般の病院経営の発想でしょう。

しかし、国保直営の諏訪中央病院では、地域の人の「病気になりたくない」という思いと、病人を増やすよりも医療費を抑えることのほうが経営として成り立つという病院側の事情が一致し、地域に不可欠な病院となることで徐々に黒字を出すことができたと言います。

国保直営の病院や診療所は、患者さんが退院後、地域でうまく生活できるようにする地域包括ケアの機能も担っています。地域包括ケアは、高齢者が住み慣れた地域で長く暮らすには、欠かすことができないしくみで、超高齢社会に対応した数少ない医療施設です。

国保直営の病院・診療所は８０５施設しかありません。全国の病院の17万９０００施設に比べると圧倒的に少数です。高齢化率30％の現状を考えると、病院の７割は、国保直営のような予防活動をする「患者をつくりださない病院」が占めてもいいはずなのです。

そんななか、最近の若い医者のなかには、望んで地方の病院で研修することを選択し、地域医療を学ぶ志の高い人もいます。そうした医者に出会うには、探す努力が必要ですが、人生の後半生を納得して生きるには探す価値があると思います。

心得 21
基準値は、自分の「ちょうどいい値」とは違うと知るべし

基準値第一主義の医者というのは、わりとどこにでもいます。

私は心不全を抱えていて、3ヵ月にいっぺん医者に診てもらっています。通院できる曜日を変更しなければならず、医者を変えました。ところが、この新しい医者のところに行くなり、こう言われました。

「この血糖値とコレステロール値はどうしたんですか？」

「もっと薬を飲みましょう」

挙げ句の果てに「あなたは医者なんだろう？」とも責められました。私が納得している検査結果であるにもかかわらず、まるで、検査データの数値が悪いのはおまえの努力不足のせい、もっと努力しろと責められているようでした。

もう二度とこの医者のところには行かないと決めましたが、患者さんのなかには医者の言葉に傷つきながら、言うとおりに薬を増やしてしまう人も少なくないと想像します。

個人差を考慮しない医者からは逃げるべし

基準値第一主義の医者かどうかというのは、薬について質問してみるとよくわかります。

「血圧の薬を飲むようになってから、血圧は基準値に下がってきました。でも、今度は朝ベッドから起き上がるのがちょっとしんどくて。どうしてでしょうか？」

その質問に対して、

「そうですか。血圧はいい調子に下がっているので問題ないと思います。日中もだるいのは夜眠れていない可能性があるので、軽い睡眠薬を飲んでみますか？」

こんな基準値しか見ておらず、しかも薬をホイホイ簡単に出す医者なら、別の医者に乗り換えたほうがいいかもしれません。私なら、こういう医者からはすぐに逃げます。

でも、次のような答えが返ってきたら、この医者にかかってみようと考え直すでしょう。

「日中もだるいんですね。あなたにとってはこの血圧の値だと低すぎるのかもしれませんね。もう少しお薬の量を減らしてみましょう。ほかには何か困ったことはありませんか？」

患者さんの個人差というものをふまえながら、患者さんの具合をよく聞いて対応してくれる医者を探すことです。

そして、薬を飲んだり、治療を受けて何か不調を感じたり、困ったりしたことがあったら、あきらめずに医者に伝えるようにしましょう。何でも言うことを聞く「従順な患者」は、医者にヨボヨボにされやすい患者です。

何度も質問をして医者とコミュニケーションをとりながら、この医者はこちらの要望を聞いてくれそうだな、この医者は信頼できないな、という見極める力がついてくるでしょう。そうしたやりとりのなかで「このくらいの薬の量なら、朝起きられる」というちょうどいい値を、医者と患者の共同作業によって見つけていければ理想的です。

人間ドック学会の新基準値とてんまつ

かつて基準値第一主義に反旗を翻《ひるがえ》す出来事がありました。2014年に日本人間ドック学会と健康保険組合連合会が合同でつくった「検査基準値及び有効性に関する調査研究小委員会」が発表した「新たな健診の基本検査の基準範囲」です。そこで示された血圧やコレステロールの基準値は、従来発表されたものよりも、ゆるやかなものでした（109ページ表2）。

この新基準は、150万人の人間ドック受診者のビッグデータを分析してつくられたものです。当時、「超健康人（スーパーノーマル）」という言葉も話題になったので覚えている方も多いと思います。150万人のなかから、「過去に大きな病気をしていない、たばこも吸わない、飲酒は一日一合未満」などの条件をクリアした約34万人の「健康人」を選抜し、さらに「超健康人」を絞りこんだ、約1万～1万5000人の検査値をベースに、各項目の基準範囲を求めました。

その結果が、今までの常識を覆《くつがえ》すものだったのです。たとえば、14年時のメタボ健診の従来値では「標準体型はBMI25未満」とされていたのが、男性は27・7、女性は26・1までが標準に。総コレステロールの値も、従来値では199までが「正常」でしたが、男性は254に、女性は年齢65～80歳なら280が基準範囲となったのです。

従来は高血圧とされていた140の数値の人でも、新基準では正常になります。上の血圧が140でこれまで真面目に服薬を続けていた人は「今まで飲んできた薬はいったい何だったんだ？」ということになります。

案の定、小委員会が発表した新基準値には、「日本高血圧学会」や「日本動脈硬化学会」さらには「日本医師会」や「日本医学会」などが猛反対をしました。自分たちもエビデンスをもっていないのに「小委員会が発表した内容は、エビデンスが高いとは言えない」と批判

表２　日本人間ドック学会と健康保険組合連合会が2014年に発表した健診の新基準（抜粋）

従来値：専門学会が定めた一般健診に使われている基準値（2014年時点）

		従来値（男女共通）	新基準 男性	新基準 女性
血圧	収縮期血圧	130未満	88～147	
	拡張期血圧	85未満	51～94	
体格指数（BMI）		25未満	18.5～27.7	16.8～26.1
γ-GTP		0～50	12～84	9～40
総コレステロール		140～199	151～254	**30～44歳** 145～238
				45～64歳 163～273
				65～80歳 175～280
LDLコレステロール		60～119	72～178	**30～44歳** 61～152
				45～64歳 73～183
				65～80歳 84～190

し、最終的には小委員会サイドから、「今回の数値は基準値となるものではない」という声明が出て、事態は一応収まりました。それ以降、人間ドック学会が毎年更新している新基準値は、従来のものとほとんど変わりないものです。

私が言いたいのは、従来の基準値にせよ、新基準値にせよ、それは集団を対象にした確率論にすぎないということです。ただ人間ドック学会のもののほうがデータ解析に基づくものであることは確かです。そしてこれらの数値はあくまでも目安であり、あなた自身の基準値に当てはまるとはかぎらないということは覚えておいてほしいと思います。

これまでは、医者から基準値を押しつけられていましたが、これからは、患者と医者が協力し合い、その人が快適にすごせる「ちょうどいい値」を探していくことができたらいいですね。

心得22 医者の腕は、待合室の患者さんがイキイキかヨボヨボかでわかる

落語の枕などで、待合室の患者さんの会話が面白おかしく語られます。

「今日あのひと、来てまへんな」

「風邪ひいてるから、病院はお休みだそうです」

病院の待合室のサロン化は、元気老人が医療費の無駄遣いをしていることの象徴のように揶揄《やゆ》されます。しかし、病院というのは、患者さんを元気にするところですから、待合室にいる患者さんがサロンにいるように明るいのはとてもいいことです。

高齢者がよく行く病院というのは、骨粗しょう症の薬や血圧の薬などをもらいに来ていることが多いので、待合室の患者さんがヨボヨボしているのは、治療がうまくいっていないということの証拠です。医者の薬の出しすぎや、行きすぎた生活指導で体力や活力を奪っている可能性があるからです。

反対に、待合室の患者さんが元気だったら、医者が患者を元気づける能力が高く、フレイル（健康状態と要介護状態の中間くらいの状態）予防などにも力を入れたりと、いい治療が行われているという証拠です。患者さんが元気に病院に通い、風邪をひいているときだけ家族に薬の処方箋をとりにこさせるような病院のほうが、私は信用できると思います。

会うだけで元気になる医者

よい医者に出会えるかどうかは、高齢者にとってその後の人生がヨボヨボになるかどうかの分かれ道です。前述したように、臓器別診療ではなく、総合的な視点で診てくれる医者、個人差を認めて対応し、薬などを変更してくれる医者が、高齢者にとってはいい医者です。それに加えて、患者さんが会いに行くのが楽しみになるような医者、安心感を与えてくれたり、元気にしてくれたりする医者というのも、大事なポイントになるでしょう。

安心感はその医者のもっている雰囲気というだけでなく、患者さんが困っていること、具合の悪いことに、ご本人はもちろん、ときには家族の力を借りてでも徹底的に調べるというかかわり方から生まれると思います。せめて初診のときくらいは、病気のことだけじゃなくて、家族構成やこれまでの病気のことなどを聞いてくれるようならいい医者と言えるでしょう。

ある訪問診療を行っている医者は、ふだんからその患者さんにかかわっている訪問看護師と連絡を取り合い、暮らしの様子を聞くそうです。また実際に自宅を訪ねたときには許可を得て、冷蔵庫の中を見せてもらい、どんな食事をしているかを聞いているのだと言います。

医者に行くたびにどこどこが悪いと言うばかりで、会うのが苦になる医者がけっこう多いので、どんよりと気が重くなってしまうのが現実かもしれません。でも、あきらめずに周りの評判などを集めてみてください。

心得23　医者に悪気はないが、その言葉にはワナがある

「この薬を飲んでおけば、大丈夫」

医者にこう言われたことはありませんか。そう言われると有無を言わさない空気が漂います。

アメリカの有名な研究に、血圧170くらいの60歳以上の人を対象に、降圧剤を飲んだ場合と偽薬を飲んだ場合、5年半後にどのくらい脳卒中発症率に差があるかを調べたものがあります。その結果、薬を飲んだ人は5・2％の人が、偽薬を飲んだ人は8・2％が脳卒中になったことがわかりました。

この場合、8・2％を5・2％に下げることができたので、降圧剤の服用はエビデンス的

には「効果があった」と見るわけです。

だから、医者は「この薬を飲んでおけば、大丈夫」と言ったのかもしれません。

しかし、よく考えてみると、真面目に薬を飲んでいた人でも、残念ながら5・2％の人が脳卒中になっているということです。そして、もっと重要なことは、偽薬を飲んだ人の9割以上は脳卒中になっていないということなのです。

「薬を飲んでいたら脳卒中にならないから」という説明をする医者がいたら、これは明らかにウソです。薬を飲んでも5・2％の人が脳卒中を発症しているわけですから。逆に、「薬を飲まなかったら、脳卒中になるよ」というのはもっとウソということになります。

「症状が出てからでは、遅いですよ」

体調がどこも悪くないのに健診を受けて「異常値」が見つかった場合、医者の口からよく聞かれる言葉です。

たとえば、血圧が高く、「異常値」と判定されても、本人はどこも具合が悪くないので、治療の必要を感じていません。

しかし、血圧は高くても自覚症状が出ず、知らないうちに動脈硬化を進めるサイレントキラー（静かな殺し屋）だから、早めに治療を開始したほうがいい、と医者から言われることがあります。

たしかに、高血圧を放っておくと動脈硬化を進め、心不全などを発症する確率は上がりますが、これは確率論の問題で、必ず発症するというものではありません。

症状がないうちから治療を開始することと、症状が出てから治療を開始することを比較し、どちらが有益かという試験も見当たりません。むしろ、症状のないうちから治療を開始したために生じる副作用の害のほうが大きいことだってありうるのです。

「長生きしたかったら、毎年、健診を受けましょう」

「健診に効果なし」ということは、第1章でも述べましたが、平均寿命と受診率の男女差からも推論できます。

健診の受診率の男女差は、職場や地域によって違いがありますが、健診全体では女性よりも男性のほうが高く、特に高齢者ではその傾向が強くなります。以前は、女性は専業主婦やパート労働者が多かったためか、健診の受診率は今より低かったはずです。逆に男性は正社員が多く、受診率が高かったことが想定されます。

もし健診に寿命を延ばす効果があったなら、受診率の高い男性のほうが長生きするはずですが、現実は逆になりました。

全国的な健診が始まる前の１９７０年の平均寿命は男性と女性の差は約５・４歳（男性69・８４歳、女性75・２３歳）でした。２０２３年の平均寿命は約６・１歳（男性81・09歳、女性87・１４歳）と差が大きくなっています。

したがって、健診を受ければ寿命が延びるというのは、少なくとも平均寿命の格差という点において事実に反すると言えます。

心得24 「病気になったらどうしよう」という予期不安から脱出する

解剖学者の養老孟司さんは、定年を迎える前に東大を退官されましたが、そのとき同僚に「辞めてどうするのか？」と心配されたと言います。「辞めてみないとわかりません」と答えたら、「よく不安になりませんな」と言われました。

それに対する養老さんの切り返しはこうです。

「先生、いつ死なれるんですか？」

「わかりません」

「よく不安になりませんな」

養老先生らしい人を食ったような言い回しですが、「先のことがわからない」のは当然のことなのに、それを不安に思ってしまう心というのは「心が疲れている」のかもしれません。「何でも自分でコントロールしたい、知っておきたい」という完璧主義に捉われている可能性もあります。

ある70代前半の女性は、「ずっと元気でいたい」という思いが強く、１年ごとに人間ドックを受け、全身を徹底的に検査しています。これまでは特に何もなかったのですが、初めて腹部に小さな解離性動脈瘤が見つかりました。

いつ裂け目が広がるかわからない動脈瘤は、〝爆弾〟を抱えているような気持ちになり、何も手につかず、ちょっと重いものをもつのも怖くなってしまったのです。もともと骨粗しょう症があり治療を受けていますが、動脈瘤を恐れるあまり家に閉じこもるようになり、骨粗しょう症の悪化も心配されています。

医者からは「動脈瘤はまだ小さく、できた場所も危険なところではないので、様子を見ましょう」と言われました。そして、動脈瘤が進行しないように、血圧を110程度に下げることが必要と言われ、降圧剤の量も増えました。その影響もあるのか、すぐに疲れてしまい、日中でも横になることが増えたと言います。

私が主治医なら、解離性動脈瘤があっても大きくないならば、体がだるくなるほど血圧を下げる必要はないと思います。問題は、どうなるかわからない先のことへの不安にどう対処するかです。

将来の不安よりも、今の充実を

この方のように「ずっと元気でいたい」という人は多いと思います。その思いの裏側には、「将来、どうしても病気になりたくない」という強迫観念のようなものがあります。そのため、日頃から健康に気を使い、がん検診や人間ドックなどを受け、体を隅々まで調べようとします。けれど、たいていの場合、病気が見つかったときにどうするか考えていないので、本当に病気が見つかってしまうと慌ててしまうのです。

こうした方が捉われているのは、予期不安です。予期不安とは、将来起きるかもしれない不安や恐怖を強く感じてしまうことです。「将来、がんになったらどうしよう」「認知症になったら、どうなってしまうのか」と悩み、その不安の渦から抜けられません。

日本の医者は、「脳卒中や心筋梗塞にならないために、薬を飲みましょう」と血圧やコレステロールを下げる薬を処方しますが、これは「将来、脳卒中や心筋梗塞になったらどうしよう」という人たちの不安につけこんでいるように思えます。

私は、医療は基本的に「人をラクにする」ためにあり、医者の仕事も「患者さんの苦痛をとって、ラクにしてあげる」ためにあると考えています。痛みがあるときに痛みをとれば、ラクになる。だるいときにだるさをとれば、ラクになる。薬も患者さんをラクにするためにあるのですが、現代の医者の多くは必ずしも「現在の苦痛」をとり除くために使っているとはかぎりません。将来、起きるかもしれない病気を予防するために薬を飲むというのはおかしなことです。しかも、その薬の副作用で今、具合が悪くなっているとすれば、なおさらです。

将来のことが心配で仕方ないという人は、いったん将来のことを考えるのをやめ、今に意識を向けてほしいと思います。今楽しいと思うこと、今できていること、今心地よいと思うことなどに思いを巡らしましょう。そのうち、「とりあえず、今はどこも痛いところもなく無事に生きているから、まあ、いいか」と思えてくると思います。

そして、今の自分の体の声にも耳を傾けて、不調を訴えているなら医者にかかればいいのです。

心得25
“健康ゾンビ”でなく、病や老いと「with の精神」でいく

87歳で現役のデイトレーダーという男性が話題ということで、月刊誌の『GOETHE』で対談する機会を得ました。彼は19歳から投資を始め、68年間で18億円という資産を築いたという人物。ただそれで豪邸に住むというわけではなく、投資という勝負の世界に人生をかけています。

脳梗塞や心筋梗塞で倒れ、入院した経験もあります。血圧も高く、一時は240にもなったとか。その240と書かれた検査結果の紙を、なぜか照れ臭そうに私に見せてくれました。

当然、医者からは降圧剤を飲むようにすすめられましたが、彼は血圧を下げると頭がボーッとしてしまう、株を売買する一瞬の判断を見誤らないために、血圧の薬は飲まないことを選んだというのです。

　そして、自らの著書『87歳、現役トレーダー　シゲルさんの教え　資産18億円を築いた「投資術」』（ダイヤモンド社）のなかでも、「薬を飲んで健康のために生活するより、何かひとつでも打ちこめるものを見つけて、その打ちこめるもののために時間を使ったほうが、最後まで自分の人生を全うできたと言えるのではないでしょうか」、そう語っています。

病気に「ならないこと」を目標にしない

「一病息災」という言葉があります。少しくらい病気のある人のほうが、いろいろと健康を気遣って検査を受けたりするため、結局は体にいいという意味です。

　しかし、これは現状の日本にはあてはまらないように思います。検査をして血圧が高いとなると、血液検査で血糖値やコレステロール、貧血なども調べられ、それぞれの症状にかかわる薬を飲まされることになります。さらには塩分を控えろ、酒を飲むな、たばこは吸うなと言われ、「一病」があったせいで、「無病」になるために節制だらけの〝健康ゾンビ〟にさせられてしまいます。

　高齢者は異常値がひとつやふたつあっても、病気があっても、それらを抱えたまま生きていく「ｗｉｔｈの精神」が大切だと私は考えます。

私自身も「血糖値は無理に薬で下げようとせず、運動でコントロールする」「お酒はやめず、うまいものは食べ続ける」というｗｉｔｈの精神で高血糖とつきあっています。ｗｉｔｈの精神で生きたほうが残りの人生を楽しめますし、そのことでかえって免疫力が上がり、がんになりにくいというメリットを享受できる可能性が高いと考えているからです。

「ならないこと」を目標にするのではなく、「なっても」元気に快適にすごせるように考え方を切り替えるほうが、幸せになれると思います。そして、病気になったらなったで「しゃあないな」と開き直っているくらいのほうが、病気や老いとうまくつきあっていけます。

心得26

死に際より晩年どう生きたいかのリビングウィルを書く

「70代になったら、そろそろ終活をしたほうがいい」などと言われ、「終活」や「エンディングノート」の作成にいそしむ人も多いようです。

人生１００年時代の今、あと20～30年生きるかもしれないのに、死への準備を始めるなんて精神的に健康とは言えません。制度上65歳以上を「高齢者」と呼びますが、今の65歳はとても高齢者とは呼べないほど若々しく元気です。70歳もまだまだ元気な人が多く、これから新しいことにどんどんチャレンジできる年代です。

終末期に望まない延命措置を受けないために「リビングウィル（終末期医療やケアについての意志表明書）」を残しておこうという人もいます。心臓マッサージを希望するか、気管内挿管を希望するか、胃ろうを希望するか、そういったことを元気なうちに書き残しておくのは、いざというとき慌てずにすむかもしれません。

しかし、死ぬ間際のことよりも、死ぬまでの期間をどうすごすかのほうが大事です。その長さは人によって違いますが、ヨボヨボにされないで自分らしい人生を送るために残しておくべき本当の「リビングウィル」はもっと別にあるように思います。

おかゆや刻み食を断固拒否した94歳の母

私の母は94歳で、ここ数年、サービス付き高齢者住宅で暮らしてきました。二度の骨折を経験しながら、何が何でも自分の足で歩くというのではなく、手押し車などの道具をうまく使って、体調のいいときは歩くという柔軟な姿勢で老いとつきあってきました。

しかし、今年の正月、食事ができなくなって緊急入院となりました。3〜4週間の入院期間中歩行訓練もできなかったため足が衰え、介護付き有料老人ホームに移ることになったのです。そこで、緊急入院した病院からの申し送りのためか、嚥下《えんげ》障害があるわけではないのに、食事がおかゆや刻み食にされてしまいました。

これに断固と拒否したのは母です。誤嚥でたとえ命を縮めることになっても、おかゆではなく、ふつうの食事がとりたいと言うのです。私のほうからも母の要望を施設に伝えましたが、「嚥下の状態を確認してから検討します」という返事でした。

介護も医療と同じように、安全性や命を最優先するあまり、その人の暮らしを管理しようとする傾向があります。安全性や命よりも、自分が快適と思う生活を優先したい人には息苦しいと感じるかもしれません。

具体的にどんな介護を受けながら、どんな暮らしをしたいかということを明確に伝えておくことが大切だと思います。

介護保険サービスを利用している場合は、ケアマネジャーや介護支援専門員という専門職に相談し、ケアプランを作成するときに希望を伝えることができます。趣味活動ができるデイサービスに変更したいなどと、具体的な希望を伝えるとよいでしょう。サービス提供事業者の事情ですべてが聞き入れられるわけではありませんが、それでも自分の希望を伝えることはとても大事です。

判断能力が低下するなど、サービス提供事業者との契約や金銭管理などに不安がある場合は成年後見制度や、社会福祉協議会の日常生活自立支援事業を利用する方法もあります。

判断能力の程度によって利用できる内容が異なりますが、成年後見制度では「身上保護」という取り決めがあり、どんな介護やサービスを受けたいかという意思を残しておくことで、認知症になって判断能力が低下した後、その意思が実行されるようにサポートするものです。

死の間際のことよりも、あるいは、死んだ後の葬式やお墓のことよりも、生きているあいだに、特に認知症になっても「まったく判断力がない人」として不当な扱いを受けないよう、体が動き、判断力があるあいだにそうなったらどうしてほしいかを伝えるのが、本人にとってはよほど重要なリビングウィルだと思いませんか。

第4章

元気な100歳がふだんからしている「足し算」

心得
27

ヨボヨボ予防は、医者より楽しい趣味仲間

コロナ禍でなかなか故郷に帰れなかった方から、1年ぶりに80代の母親に会って、老化の進みぶりに驚いてしまった、と聞きました。体はやせふた回りほど小さく、声にも張りがありません。以前に会ったときには、近所をスタスタ歩いていたのに、今では家のなかでも壁や手すりを頼りにしなければ移動できなくなっていたと言います。

母親にこれまでの様子を聞いてみると、家でばかりすごして、ほとんど出歩くことがないようです。体を動かさないと筋肉はあっという間に衰えますが、高齢者は若者よりずっと速く衰えが進んでしまい、もとに戻るのも時間がかかります。

高齢者によく見られるのは、加齢にともなって筋肉量や筋力が低下する「サルコペニア」や、骨や関節にも障害が起こって歩行機能が低下する「ロコモティブシンドローム」などです。これらを引き金に、活動範囲が狭くなったり、活動量が減ったりすることによって、外出や人とふれあうことによって得られていた刺激も減り、体や脳の機能が一気に衰えていき

ます。130ページの「7つのロコチェック」（表3）をしてみてください。これらの症状は、ロコモティブシンドロームのサインです。

サルコペニアやロコモをそのままにしておくと、日常生活を送るうえで必要な機能が衰弱する「フレイル」という状態になります。フレイルは、健康な状態と要介護状態の中間に位置する状態。何もしないでいると、要介護状態へと移行する可能性が非常に高くなります。

頼りになるのは医療より栄養

ヨボヨボになりかけた親を放っておいていいものか。何か老化を食い止める方法はないのか、と相談を受けました。

こんなときに頼りになるのは、残念ながら医者ではありません。最も頼りになるのは「栄養」です。医者は、日本人が世界トップレベルの長寿になったのは自分たちの医療のおかげと勘違いしていますが、本当の立役者は栄養です。

かつて国民病と言われた結核が減ったのも、ストレプトマイシンという治療薬のおかげだと言いますが、これは結核になった人が使う薬なので、患者数が減る理由にはならないのです。やはり、栄養状態が改善したから結核になる人が減ったのです。100年前に生きてい

表3　7つのロコチェック

1	片脚立ちで靴下がはけない
2	家の中でつまずいたりすべったりする
3	階段を上るのに手すりが必要である
4	家のやや重い仕事が困難である
5	2kg程度（1Lの牛乳パック2個程度）の買い物をして持ち帰るのが困難である
6	15分くらい続けて歩くことができない
7	横断歩道を青信号で渡り切れない

骨や筋肉、関節などの運動器の衰えを7つの項目でチェックできる簡易テストです。7つの項目のうち、1つでも当てはまる項目があれば、運動器が衰えているサインです。当てはまる項目がゼロとなるように、ロコモーショントレーニング（ロコトレ）を行いましょう。
膝・腰などの関節の痛みや、筋力の低下、立ち上がる時や歩く時にふらつくなどの症状がひどくなってきている場合は、整形外科を受診するようにしましょう。

出典　健康長寿ネット

★ロコトレのやり方

日本整形外科学会 ロコモONLINE

https://locomo-joa.jp/check/locotre

た宮沢賢治も、ベジタリアンをやめ、もっと栄養をとっていたら、37歳で亡くなることもなかったのではないでしょうか。

健康のための運動はつまらない

最近は運動が大事ということが浸透して、高齢者もウォーキングなどに励む人が増えています。しかし、運動もやりすぎてしまうと体内で活性酸素をつくりすぎ、体を酸化させてしまいます。酸化とは簡単に言うと鉄がサビるようなもので、体の老化のもととなります。

高齢者はウォーキングくらいがちょうどいいでしょう。一日30分くらいが理想的です。一度に30分歩いてもいいし、朝・昼・夕に10分ずつ、合計30分でもかまいません。

外をウォーキングすると、太陽の光に当たるので、セロトニンという脳内物質が分泌されるのです。セロトニンは「幸せホルモン」と言われており、心を安定させたり、頭の回転をよくしたりする働きがあります。私も朝、ウォーキングをしています。

最もよくないのは、運動が嫌いなのに無理して筋トレなどに励むこと。充実感や達成感があればいいのですが、たいていの運動嫌いの人は三日坊主に終わってしまいます。継続できなかったことを後ろめたく思い、落ちこみ、ますます運動嫌いに陥ります。

でも、これは当たり前のことなのです。人は楽しいこと、好きなことなら時間を忘れて打ちこむことができますが、嫌いなことには気持ちが動きません。嫌々なのに「健康のためにやらなきゃ」と思うと、余計に意欲が失せていきます。

家事が日課なら、家事も立派な運動になります。掃除をする、洗いものをする、洗濯ものを干す……。体をこまめに動かすことが大事なのです。「ああ面倒くさい」と思ったら、逆に動いてみる。残った能力をキープするには、日常のなかで体を動かすことがいちばんです。

人とのつながりや楽しい活動が、いちばんの薬

体を動かすのがもっと嫌いな人は、無理して運動をするよりも、楽しいと思うこと、好きなことをすればいいと思います。カラオケに行く、銭湯に行く、美術館めぐりをする、花の写真を撮りに行く、推しのコンサートに行く……何でもいいのです。趣味に取り組んだり、サークルやボランティア活動をしたりすることがヨボヨボ対策になります。これを「社会的処方」と言います。

社会的処方とは、人や社会とのつながりを取り戻すことで、体調の維持や改善をはかろう

というものです。具体的には、看護師やヘルパーが訪問して人の支援が入ったり、趣味のサークルやボランティア活動などに参加するよう外出を促したりします。

筋肉をつけようなどと意識しなくても、サークルに通うことで筋肉が刺激されますし、人と会話したりふれあったりすることで脳にも刺激が多くなり、認知機能を維持できるようになるのです。

イギリスでは２０００年代から本格的に取り組みが始まり、社会的処方によって入院・外来が21％減り、医療費抑制につながったとするデータも報告されています。

東京大学高齢社会総合研究機構の研究では、フレイルは三つの要素で構成されていることが明らかにされています。動作が遅くなる、転倒しやすくなるなどの「身体的要素」、認知症やうつなどの「精神的要素」、さらに孤独や閉じこもり、経済的な困窮などの「社会的要素」です。

この三つの要素はたがいに関係しています。身体的フレイルが精神的フレイルを招いたり、社会的フレイルが身体的フレイルの原因になったりと、それぞれの相互作用でフレイルが進行していきます。この負の連鎖を断ち切る突破口として、孤立や閉じこもりなどを解消する「社会的処方」が重要でしょう。

しかし、コロナ禍では、高齢者の社会的なつながりを分断して、とにかくコロナに感染しないことを最優先にしてしまいました。医師たるもの、あらためて高齢者の健康を守っている「栄養」や「社会とのつながり」の意味を学び直すべきだと思います。

心得28 栄養、免疫、心のための三つの「足し算」を実践

超高齢社会で、医者が医者として機能していくには、三つの視点が大切だと私は思っています。

ひとつは、前述した「栄養」。日本では医学部の6年間に栄養学の授業はほとんどありません。そのため多くの医者は「栄養を高めて健康をつくる」という意識が薄く、それは医者の仕事ではないと思っているふしがあります。結核患者が減ったのもそうですが、かつて死因の1位だった脳出血が減ったのも、栄養状態がよくなり、血管が破れにくくなったことが最大の要因だと思います。決して、血圧やコレステロールを下げる薬のおかげではないのです。

ふたつ目は、「免疫」です。免疫力は、細菌やウイルスなどの侵入者から体を守る防衛システムです。自分の体のなかの老廃物や死んだ細胞、できそこないのがん細胞の芽なども破壊し、体を正常な状態に保つ働きもしています。免疫機能が暴走したアレルギーなどの病気に対する医療はありますが、高齢者を対象とするなら免疫力を上げるための医療がもっと広がっていいと思います。

三つ目は、「心の健康」です。私が精神科医ということもあるかもしれませんが、体のあちこちが病気で衰え、親しい人と死別するなど喪失感を体験する高齢期こそ、もっと「心の健康」に留意すべきなのに、それも医療においてあまり重視されていません。

そして、あえてもうひとつ付け加えるなら「ホルモン」も大切です。ホルモンは体の中の働きをうまく調整しているだけでなく、人とのかかわり、社会とのかかわりなど人の行動に影響を与えるからです。現在、高齢の患者さんを診察している医者で医学部卒業以来、これらを勉強しているという人はほとんどいないのではないでしょうか。

いずれも、全身を診る視点が必要になるので、ひとつの臓器や器官だけ診ていればいい臓器別医療の欠点を補うことにつながると思います。

体力の落ちた高齢者に節制は残酷

私は多くの高齢者を診察してきた経験から、年をとったら「余っている害」より、「足りない害」のほうがはるかに大きいことを知りました。高齢者が元気でいるためには、足りないものを補う「足し算医療」が大切だと考えています。

病気のリスクをできるだけ排除するために、高齢者に節制を強いる「引き算医療」は、体力のベースラインが下がっている高齢者から、さらに活力を奪い去る残酷な医療に思えます。

一方、私の提案する「足し算医療」は、栄養状態や免疫力、性ホルモンの分泌を高めて、体力のベースラインを引き上げてあげることで、高齢者を元気にするという発想です。

加齢による変化で、多少、血管に動脈硬化があっても、認知症の原因とされるアミロイドβというタンパク質が脳にたまり始めていたとしても、本人がやりたいと思うことが実現できるように、元気や活力を維持できるようにするのが、医者の仕事なのではないでしょうか。

心得29 高齢者の活力をアップするたった50gの「肉」

ヨボヨボになりたくなかったら、タンパク質をしっかりとること。これは、よく知られるようになりました。実際、スーパーの食品売り場には、タンパク質を増強した乳製品や加工食品が増えました。

なぜタンパク質が必要なのか、おさらいをしておきましょう。

タンパク質は、内臓、筋肉、肌など人体を形づくる主成分です。タンパク質が不足すると、内臓の働きが衰え、筋肉が落ち、肌質も劣化します。免疫抗体、ホルモン、酵素など、人体をコントロールする重要物質の材料も不足してしまいます。

ご承知のように、高齢者は肺炎をこじらせて亡くなることが多いのですが（死因第5位）、若い人に比べて、肺炎が重症化しやすいのも、タンパク質不足による免疫力の低下が一因と考えられます。

一方、タンパク質をよく摂取する人は元気で長生きという印象がありませんか。実際、元気な１００歳以上の人１００人に、「３日間の食事（計９食）」を記録してもらうという調査によると、９００食（１００人×９食）のうち、実に８０９食（89・９％）でタンパク質をしっかり摂取していました。

タンパク質を効率よくとれる食品

栄養学では、一日に必要なタンパク質の量は、65歳以上なら男性約60ｇ、女性50ｇとされています。体重１kg当たり、タンパク質１ｇが必要と言う人もいます。体重60kgの人は60ｇのタンパク質が必要ということです。

特に、朝食でとったタンパク質は、筋肉量や握力が増えやすいという時間栄養学の研究もあります。筋肉は朝から昼にかけて合成されるため、朝にタンパク質をとると筋肉が増えやすいのです。

血糖値の急上昇を防ぐために、野菜から食べるベジファーストの習慣が広まっていますが、食の細い人は先に野菜を食べてしまうとお腹いっぱいになってしまうので、タンパク質から先に食べるプロテインファーストの習慣を取り入れるのもいいかもしれません。

タンパク質には、肉や魚、卵、乳製品などの動物性タンパク質と、大豆やナッツなどの植物性タンパク質があります。このなかでも高齢者におすすめしたいのは、「肉」です。特に肉をおすすめするのは、なんといっても肉はタンパク質を効率よくとれるからです。肉なら、牛肉、豚肉、鶏肉、羊肉など何でもかまいません。同じものばかり食べると栄養が偏るので、可能ならばいろいろな肉を食べるのもよいでしょう。

肉に含まれるタンパク質の量は、種類や部位によって異なります（１４０ページ表４）。牛ステーキを２００g食べても、タンパク質を２００gとれるというわけでありません。部位にもよりますが、だいたいのところタンパク質は肉総重量の15〜23%程度。でもこれは白米（約３%）や野菜（１〜３%）に比べて格段に多い数字です。

肉をすすめるもうひとつの理由は、ほかの食品よりもコレステロールを多く含んでいるからです。この国では長年、コレステロールが目の敵《かたき》にされてきました。コレステロールを諸悪の根源とするかのようなネガティブ・キャンペーンの影響で、日本人の頭には「コレステロールを減らすこと＝健康」という誤った常識が刷りこまれています。

たしかに中年期までは、コレステロールが多すぎると動脈硬化を引き起こすリスクがありますが、高齢になってからはコレステロール値が高い人ほど健康というのは、前述したとおりです。99歳まで現役の作家だった瀬戸内寂聴さんや、１０５歳まで現役医師だった日野原

表4　肉のタンパク質量一覧

手に入りやすく、タンパク質の含有量が
多い肉を紹介します

	100g当たり含有量（g）　＊調理法
ビーフジャーキー	54.8
豚ヒレ（赤身）＊焼き	39.3
若鶏むね肉（皮なし）＊焼き	38.8
若鶏ささみ ＊ソテー	36.1
豚もも（皮下脂肪なし）＊焼き	30.2
牛肉（輸入）もも（皮下脂肪なし）＊ゆで	30.0
生ハム（長期熟成）	25.7
ローストビーフ	21.7
ロースハム	19
ウインナー	12

出典　文部科学省 食品成分データベースより

重明さんは、最晩年まで「ステーキ」をよく食べていたと聞きます。ただ、それはなかなか真似のできないことかもしれません。

そこで私は、今よりも一日当たり「プラス50ｇ」の肉を食べることをおすすめします。うどん店に行ったときには、釜揚げうどんやざるうどんではなく、肉うどんを注文すれば、並盛りで25～27ｇのタンパク質をとることができます。ラーメン店では、タンメンよりも、チャーシュー麺、スーパーでサラダを選ぶときは野菜だけのサラダではなく、チキン入りのサラダを選ぶ。こうして少し意識すれば、プラス50ｇの肉を食べるという目標も達成しやすくなります。

心得30　健康志向の偏食はやめて、何でも食べるがよし

「脂っこいものや甘いものは控えましょう」など、食べてはいけないものを強調する食事指導にならされてきた人にとって、「何でも食べていいですよ」と言われるのは戸惑いが大きいようです。

もともと肉好きという70代男性も、トンカツや焼き肉が大好物ですが、家族に「健康によくない」と言われ控えてきました。タンパク質をとることの大切さが世の中に広がってからは、大手を振ってトンカツや焼き肉を食べに行きますが、それでもトンカツの衣や脂身はできるだけ残していると言います。

私が「揚げ衣も肉の脂身も好きなら残さなくていいです、何でも食べましょう」と言っても、「本当ですか？」となかなか信じてもらえません。

では、図4をご覧ください。「健康に悪い」とされてきた脂肪の摂取量が一日40g程度と少ない人が、最も死亡率が高かったのです。この図を見るかぎり、死亡率を低くするには脂肪をとったほうがいいと言えそうです。

2015年、厚労省はコレステロールの摂取制限を撤廃しました。卵や肉などをいくら食べても大丈夫ということになったことはよく知られています。コレステロールは食事からとるほか、肝臓などでも合成されます。その割合はだいたい3対7と言われ、食事でコレステロールを多くとると、体内でつくられるコレステロールの量が減り、余分なコレステロールは体外に排出されるというように、ほぼ一定の量に保たれるように調整されているのです。

なのに、コレステロールはいけないと言って、卵や肉などを食べないようにすると、卵や肉

図4　1日当たりの脂肪摂取量ごとの死亡率推移

脂肪摂取量が多いほうが死亡率は減少傾向にあります

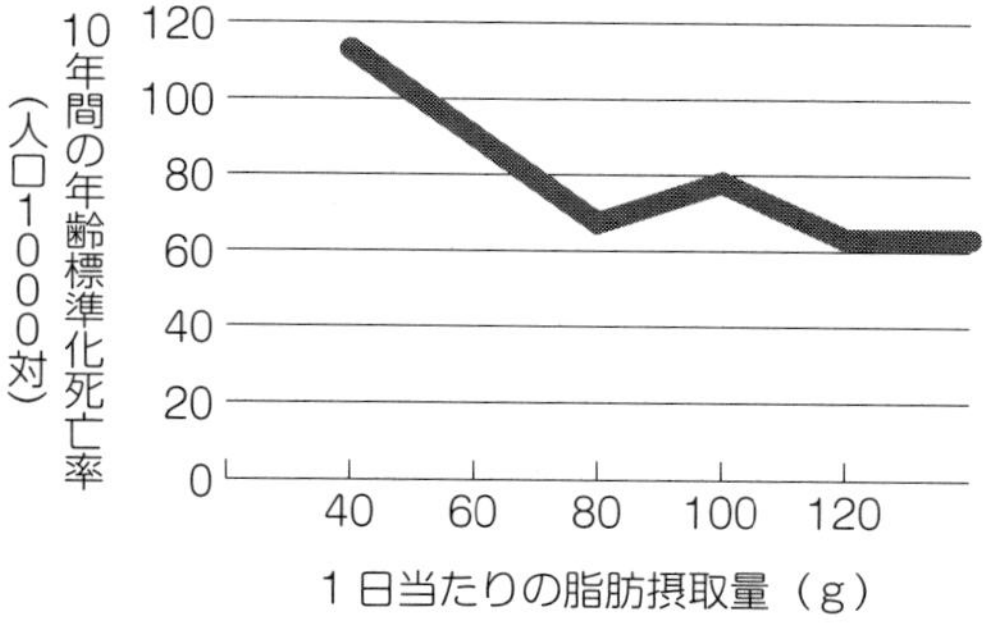

出典　国際疫学ジャーナル（International Journal of Epidemiology）1985年

に含まれるそのほかの栄養もとることができません。「これは食べないようにする」「これは体にいいから食べる」という健康志向の偏食は、栄養不足を招きます。

トンカツも実は豚の脂身には、不飽和脂肪酸という体によいとされるいい脂が多く含まれています。「健康にいい」という理由でそればかり食べるのではなく、私は、おいしいと思うものを万べんなく食べることをおすすめしています。

間違った栄養指導で沖縄が長寿県から転落

かつて沖縄は長寿県として知られていました。１９７５年の統計以来、女性は平均寿命全国1位を維持、男性も85年には1位となっていましたが、2000年、男性が4位から26位に転落。その後も順位を落とし、2020年には男性は43位、女性は16位にまで落ちてしまいました。

このような転落劇は、なぜ起きたのでしょうか。

実は、ある研究者の誤った栄養指導が原因していると考えられます。その研究者は沖縄の長寿の秘密は「野菜と大豆と米の豊かな摂取」にあると断定。同時に、駐留米軍の影響でファストフードが普及したことで肥満が多くなったとして、やせるように指導していったのです。

それに対して、前述した老年医学専門家の柴田博先生は正反対の考えをもっています。沖縄の長寿の最も大きな原因は、日本全体がまだ肉不足にあえいでいたころから肉をよく食べ、脂肪摂取量も全国平均を一日5gくらい上回っていたことをあげています。

しかし、肥満を防ごうという指導によって沖縄県民の脂肪摂取量は減り続け、それと比例するように平均寿命の順位も下がっていきました。

心得31

骨粗しょう症は薬以前にやれることがある

「大腿骨が折れたらもう寝たきりだ」という話を耳にしたことはありませんか？ それでみな骨密度を気にします。

加齢とともに骨密度や骨量が減るのは、古くなった骨が破骨細胞によって骨が溶かされる「骨吸収」と、骨芽細胞によって新しい骨をつくる「骨形成」のバランスが崩れるためです。女性ホルモンのエストロゲンは骨形成を助ける働きをしていますが、50代以降の女性ではエストロゲンの分泌が減るので、この年代から骨密度や骨量の低下が目立ってきます。

また、スナック菓子、インスタント食品、清涼飲料水などの食品を多くとっている人は、骨が弱くなりやすいと言われています。スナック菓子やインスタント食品に含まれる添加物が体内のカルシウムと結合してしまい、骨に吸収されにくくなるためです。骨芽細胞は骨に刺激が加わったときに活発になるので、運動不足の生活を続けている人も、新しい骨がつくられず、骨がもろくなっていきます。

高齢者は筋力の低下や平衡感覚の低下で転びやすいのですが、そのとき、骨がもろいと骨折しやすくなります。大腿骨頸部という足の付け根の部分が骨折した場合などは、歩くことができない生活がしばらく続くため、そのまま寝たきり生活になってしまうことも少なくありません。高齢者の骨折は、寝たきりの原因の第4位です。

カルシウム不足の影響は骨だけにあらず

骨を丈夫に保つには、まずはカルシウムを十分に摂取することです。

カルシウムが不足すると、カルシウムの貯蔵庫である骨からカルシウムが溶け出して、血液や細胞のなかのカルシウムが増加する現象が起こります。これを「カルシウム・パラドックス」と言います。その結果、骨では骨粗しょう症、血管ではカルシウムが血管の内側にたまり動脈硬化を進めます。

また、カルシウムは、血糖値の上昇を感知すると、すい臓に働きかけてインスリンの分泌を促すので、カルシウムが足りないとインスリンの分泌障害を起こすことがあります。インスリンの分泌が悪くなれば、糖尿病になることもあり得るでしょう。

カルシウムはいろんな食品に含まれていますが、含有量が多く、しかも吸収率が群を抜いていいのは牛乳と乳製品です。イワシなどの青魚、ヒジキなどの海藻、小松菜などの緑黄色野菜もカルシウムを含んでいます。

カルシウムの吸収を助けるビタミンDは、魚や肉、卵、キノコ類などに含まれています。食事からもとることができますが、太陽光に含まれる紫外線に当たることで体内で生成できます。一日に必要なビタミンDの生成に要する時間は、季節や天気、緯度によって異なります。顔と両手の甲を露出させた条件で、夏の晴れた日ならば5～10分程度、冬の晴れた日ならば30～60分程度と言われています。

運動による骨への刺激も重要なので、夏は暑さ対策をしながら外をウォーキングしたり、階段を上り下りするなどの動作を心がけるのも方法です。

骨折のリスクを高める骨粗しょう症の治療薬

骨密度や骨量が低下するのは、だれにでも起こり得る老化現象ですが、これに「骨粗しょう症」という病名をつけて治療することに対して、私は納得できません。

骨粗しょう症の診断には、YAM値という数値が用いられます。YAMとは「young adult mean（若年成人平均値）」の意味で、20～44歳の健康な人の骨密度の平均値を表しています。骨密度がYAM値の70％未満になると、60歳であろうと、90歳であろうと、骨粗しょう症の可能性が高くなるとされています。

しかし、「70％未満」という基準には科学的な根拠は薄く、あいまいな印象を受けます。女性980万人、男性300万人もの人が骨粗しょう症と言われていますが、これも基準値がつくり出した病気のように思えてなりません。

骨粗しょう症の治療には、ビスホスホネート系の薬がよく用いられます。これは破骨細胞の働きを弱めることで、骨が壊されるのを食い止めようとする薬です。しかし、本来、壊されるはずのもろい骨がいつまでも壊されないので、かえって骨がもろくなって骨折しやすく、飲み続けると健康な人には見られない形の、あごの骨や大腿骨の骨折が少数とはいえ起こることが報告されています。また、食欲不振や胃腸障害という副作用もあり、高齢者では栄養不足を招きやすく、ヨボヨボになるおそれもあります。

ところが、日本老年医学会が発表している「高齢者の安全な薬物療法ガイドライン2015」の「特に慎重な投与を要する薬物のリスト」に、骨粗しょう症薬はひとつも入っていません。学会のボスが骨粗しょう症の専門家だから、完全に忖度《そんたく》しているのでは、と勘繰りたくなります。

心得
32

老化のストッパー、男女ともに「男性ホルモン」を増やすべし

男性は、40歳以降になると男性ホルモンが急激に下がっていきます。ちょうど時を同じくしてメタボが気になってくる年齢に差しかかり、「やせなさい」「脂っこいものは控えなさい」というような生活指導を受けるようになります。ここで、医者の言うとおりに節制してしまうと、コレステロールからつくられる男性ホルモンがますます減っていくことになります。

男性ホルモンが潤沢にあると、性機能が保たれ、やる気がみなぎり、チャレンジ精神も旺盛になります。「社会性のホルモン」とも言われるゆえんです。

これが減ってしまうと、異性に興味をもてなくなり、人づきあいが億劫になります。異性に対してだけでなく、すべての人に対して関心が薄れていくのです。結果、人づきあい全般に意欲を失います。

更年期以降の女性が活動的で社交的になる理由

男性ホルモンと言うと、女性は関係ないと思っている方がいますが、そんなことはありません。女性ホルモンは、男性ホルモンのテストステロンをもとにしてつくられています。女性ホルモンの産生が低下した更年期以降も、健康やいきいきした生活には不可欠なホルモンなのです。

男性ホルモンは、女性の体のなかでも同じような働きをします。女性は閉経によって女性ホルモンは激減しますが、男性ホルモンはむしろ増えることが明らかになっています。

以前はさほど社交的でなかった女性が、60代になって自由な時間ができたこともあって、友だち同士で外出したり、新しい習い事を始めたりと、活動的で社交的に変化することがよくあります。

一方、退職後の男性は家でゴロゴロすごし、意欲を失ったように見えるというケースもよくあるものです。こういった男性と女性の行動の変化は、男性ホルモンの増減が影響していると言ってもいいでしょう。

最近の研究では、男性ホルモンが増えると寄付の金額が増えるとか、ボランティアをする割合が増えるなど、「人にやさしくなる」ことも明らかにされています。男性ホルモンというと攻撃性をイメージしますが、どうやら他者に対してやさしくなる傾向があるのです。男性ホルモンは、筋肉や骨を強化する働きもあるので、フレイル予防や骨粗しょう症予防にもなります。男性ホルモンを増やすには、くり返しになりますが、「肉」を食べ、「運動」し、「異性」との交流を増やすことをおすすめします。

心得33　いい眠りやうつ予防に60代から幸せホルモンを増やす

脳でも、「足りない害」が起きてきます。「幸せホルモン」のセロトニンは、60代になると著しく減る傾向があり、心の不調だけでなく、体の不調が現れやすくなります。その結果、老人性うつになることもあります。

食欲がなくなる、もしくは過食になるといった食欲の異常は、うつ病の特徴的な症状のひとつです。夜中に目覚めてしまい、そのあとに寝つけなくなるような睡眠障害も、うつ病でよく見られる症状です。このほかに、セロトニンの不足により、便秘や下痢、頭痛、腰痛、動悸などの体の不調が現れやすいのが老人性うつの特徴です。

老人性うつの治療については第5章で詳しく述べますが、ここでは心の健康や睡眠を守るために、セロトニンの増やし方を紹介します。

睡眠は脳をきれいにする時間

気持ちを明るくするためにおすすめしたいのが日中の散歩です。セロトニンは強い光を浴びることでつくられます。太陽の明るい光を浴びると、気持ちも明るくなるのはセロトニンの作用と考えられます。

セロトニンは、夜になると、睡眠を促すメラトニンという物質に変化します。メラトニンが増えることで、自然に睡眠へと移行できるのです。よく眠れるというのは大切なことで、睡眠が不足するとアルツハイマー病の原因となるアミロイドβの蓄積が進むことが知られています。免疫力の維持にとっても、睡眠は欠かすことができません。

高齢になると、なかなか寝つけない、途中でトイレに起きる、早朝から目がさめてしまうなど、睡眠の悩みが多くなりますが、日中に太陽を浴びることと、適度に体を動かすことによる疲労感が、睡眠へといざなってくれます。

なお、寝つきの悪い人に向けて、超短時間作用型の睡眠導入剤が使用されることが多くなっています。しかし、早く代謝される作用時間が短い薬でも、高齢者が使用すると起床後も薬が残っていることが多くあります。服用した翌朝は、頭がはっきり覚醒しているか自分で確認してから、活動を始めましょう。

光＋食事でうつ病予防

セロトニンは食事でも増やすことができます。トリプトファンという必須アミノ酸がセロトニンの材料になります。トリプトファンはタンパク質にも含まれるものですが、とりわけたくさん含まれているのが、かずのこ、鶏卵の卵白、かつお節、大豆製品、乳製品（無脂肪ヨーグルトを除く）、レバー、ナッツ類などです。これらの食品をたくさん食べると、セロトニンが増えて不安な気分も楽になるし、イライラしにくくなります。

ただ、残念なことに、これらの食品を食べることで血液中のセロトニンは増えますが、脳には血液脳関門というものがあり、血液中のセロトニンがそのまま脳に移行するわけではありません。もちろん、血液中のセロトニンが多いほうが脳に行きわたる可能性は高いと考えられますが、食べ物だけでうつ病を予防するのは困難です。

セロトニンを増やすには、やはり光、特に太陽の光を浴びることが大切です。日光を浴びる時間が十分でないと、脳内のセロトニン不足が起こりやすくなります。食事で血液中のセロトニンを増やしたうえで、日光を浴びて脳内のセロトニンを増やすという二段構えならば、うつ病の予防になるでしょう。

心得34

便秘を治したら「第二の脳」の腸が働き出す

便秘は、侮ることができない症状です。トイレでいきむことで血圧が30～40も上昇し、脳卒中で倒れるという例もあります。また、便秘は慢性化すると腸が炎症を起こし、大腸がんのリスクを高めると言われています。

くわえて、腸は「第二の脳」と言われるくらいで、腸の変調はストレスの原因になり、不安とも関係があるとわかっています。近年では「便秘は、うつ病に関係している」とも報告されています。

高齢者の便秘を治す基本中の基本

便秘には医学的にいろいろな定義があるのですが、ここでは排便回数がおおむね週3回以下で、苦痛を感じている場合を「便秘」と呼ぶことにします。

高齢者が便秘になる第一の原因は、「腸の蠕動《ぜんどう》運動が加齢とともに弱まる」ことです。しかし、一日3回、毎日同じ時間に食べることで、食のリズムが整い、排便のリズムも整ってきます。

適度な運動は、腸を刺激して蠕動運動を促します。食物繊維を含む食材を多めにとることも大事です。食物繊維は便のかさ増しをするだけでなく、腸内細菌のえさになることがわかっています。豆類（特にエンドウとインゲン）、サツマイモ、ブロッコリー、ゴボウなどの野菜に加え、乾物類（切り干し大根、かんぴょう、寒天、ヒジキ）は食物繊維が豊富です。ヨーグルトなどの発酵食品は、腸内の善玉菌を増やします。

便をやわらかくするには、こまめな水分補給が必要です。とりわけ朝、起き抜けにコップ一杯の水を飲むと、腸が刺激され蠕動運動が活発になります。

便秘が続き、苦しい場合は、薬を服用するのもいいでしょう。便秘薬にはいくつか種類がありますが、腸内に水分を引きこみ、便をやわらかくする酸化マグネシウムはおなかが痛くなりにくく、よく使われます。しかし、効きすぎると便がやわらかくなりすぎ、水様便になってしまうことがあります。また、腎臓の機能が低下している人が長期間使っていると、高マグネシウム血症を起こし、嘔吐や筋力低下、脈が遅くなる、ウトウトするといった症状が出るので注意が必要です。

毎日お通じがなくても、本人が苦しいと感じていなければ、さほど問題はありません。トイレに入って、その日の排便がなくても、「いつかは出るもの」くらいに考えたほうがいいでしょう。リラックスしているほうが、腸の蠕動運動は活発になるものです。便秘が悩みの種となって、暗い気分になるほうが大きな問題です。

心得 35
ごはんをおいしく食べている人は免疫力が高い

日本人の死因の1位はがんです。厚労省の統計で23年には38万2492人が、がんで亡くなっています。がんがなぜ発症するかについてはさまざまな説がありますが、いずれにしても毎日体内に発生する、がんになるかもしれないできそこないの細胞を撃退するうえで、免疫の力は欠かせません。

免疫には大きく分けて、生まれつき備わっている「自然免疫」と、後天的に獲得した「獲得免疫」があります。がんになりかけた細胞を攻撃・排除する「ＮＫ細胞」は、自然免疫の免疫細胞のなかま。ほかには、「好中球」や「マクロファージ」などがあり、壊れた細胞や侵入した異物などを攻撃する働きをしています。

獲得免疫は、一度体内に侵入した異物の情報を覚えておいて、再び体内に侵入したときに攻撃できるように備えています。異物に対する抗体をつくる「Ｂ細胞」、異常な細胞を発見し免疫細胞に連絡したり指示したりする「ヘルパーＴ細胞」、ヘルパーＴ細胞の指示によりウイルスに感染した細胞を攻撃する「キラーＴ細胞」などがあります。ワクチンはこの獲得免疫のしくみを利用したものです。

高齢者は抗体をつくるＢ細胞やＴ細胞の機能が低下すると言われています。それだけに、免疫細胞の重要な材料となるコレステロールをしっかりとることや、ストレスをためこまないようにすること、楽しいことをして笑顔でいることなどが、高齢者の免疫力にとって大切になります。

私が新型コロナにかかっても無症状だったわけ

私は3回、新型コロナの陽性判定を受けましたが、いずれも無症状でした。高血圧、糖尿病、心不全を抱えていて年齢も60歳を超えていました。コロナ発症リスクが最も高いとされる条件を満たしていたにもかかわらず、無症状だったのは、免疫力が高かったからだと思っています。

高齢者に近づいている私は、ますます「足し算医療」を自ら意識し、医者の言う異常値でも仕事を減らさず、ワインを飲み、おいしいものを食べて、ストレスをためこまない生活を実践しています。そんな生活こそ免疫力を高めるのだろうと、自分の経験から確信しています。

心得36 「聞こえ」を改善すると、認知症が遠ざかる

年をとれば耳が遠くなるのはしかたないと思う人もいるでしょうが、これはそう簡単に片

付けられる話ではありません。耳が遠くなることは、認知機能の低下に直結するからです。

最近の海外での研究成果からは、中年期（45〜65歳）に難聴があると高齢期に認知症のリスクがおよそ2倍上昇するというデータが発表されています。

難聴がある人は、もの忘れの自覚や不安感、焦燥などの精神的な症状を感じる割合が多く、抑うつ気分がある人もいると言われています。

「家族みんなが楽しそうに話しているのに、自分は話が聞き取れず孤独を感じる」「患者は私なのに医者の話が聞き取れず、いい加減な返事をする私が面倒になり、医者は付き添いの娘とばかり話している。治療も投げやりな気持ちになってしまった」というのは、耳が遠くなった高齢者の寂しい気持ちです。

補聴器でコミュニケーションを回復する

難聴が認知機能の低下に直結する理由はおもにふたつあります。ひとつは、人とのコミュニケーション不足に陥ることです。相手の話が聞き取りにくくなると、どうしても人との会話が減り、人や社会とかかわろうという気力も低下していきます。うつ傾向が強まったり、社会的に孤立して、認知症が進むというわけです。

もうひとつの理由は、「認知負荷説」と呼ばれるもので、脳の能力が耳からの情報処理に費やされるため、ほかの認知機能が落ちていくとの説があります。

私の臨床経験から言っても、70代で耳が遠くなった人には、認知症を発症する人が多いように思います。

耳が聞こえにくくなったときは、耳鼻科で難聴の原因を検査し、自分の状態に合った補聴器のアドバイスを受けましょう。コミュニケーション不足に陥ることを防げれば、認知症の発症リスクを小さくできます。

かつて補聴器と言うと、急にハウリングを起こすなど、かなり煩《わずら》わしいものでした。現在はハウリング対策が進んだうえ、機器が小さくなり、圧迫感も少なくなっています。

値段は片耳で15～20万円くらいが相場です。かなり下がったとはいえ、安い買い物ではありません。お試しのレンタル補聴器もあるので、まずはそれで試してみるのも方法です。

また、聴覚障害者に認定されると、自治体から一定の補助が出る場合があります。

第5章

老いと闘うより
やりたいことをやる生き方

心得37

75歳までは認知症より「老人性うつ」に注意を

年をとると、認知症になることを心配する人が増えてきます。しかし、75歳までは、認知症よりも、老人性うつのほうが多いのです。

老人性うつは、長年高齢者を診てきた精神科医の私が、最も自分が陥ることを恐れている病気です。意欲が低下し、何も興味をもつことができず、不安感情に振り回され、ひたすら「生きていてもしょうがない」と自分を責め、死を願いながら生きていくという苦しい病気だからです。

毎日、体の重だるさが続き、何を食べても味気なく、食べる楽しみを奪われます。さらに、夜中に何回も目が覚めて寝た気がしない。こんなに苦しい病気はありません。

また、老人性うつになると自殺の危険性が高まるだけではありません。最近、注目を集めている精神神経免疫学の考え方では、うつ病になると免疫機能が下がることが問題だとされています。うつ病になると感染症にかかりやすく、がんのリスクも高まります。意欲が低下して引きこもりがちになるので、要介護状態へのリスクも上がります。

老人性うつは、高齢者の５％を占めるとすると、約１８１万人いる計算になります。治療を受けているのは１割程度で、９割はほったらかしです。

老人性うつ病と認知症の見分け方

高齢者のうつ病では、気分の落ちこみや憂鬱感といった精神症状よりも、体の痛み、だるさなどの身体症状が目立ちます。夜間の中途覚醒と食欲低下が、若年や中年で起これば うつ病を疑うこともできますが、高齢者の場合は「年だから、そんなものだろう」と見すごされやすいという問題があります。この「年だから」という先入観がやっかいで、うつ病の発見を遅らせてしまいます。

家族など身近な人が気づきやすい老人性うつに多い症状は、１６４ページの表５をご覧ください。うつ病は認知症と区別がつきにくいものですが、経過からある程度見極めができます。

認知症の経過は、かなりゆっくりと進みます。もの忘れと関係する「火の消し忘れ」などは早期から起こるケースもありますが、日常生活に支障をきたすような状態になるまでは、

表5　老人性うつに見られる症状

- ☑ 顔つきが暗い。いつも悲しげな表情をしている
- ☑ 顔色が悪い
- ☑ 表情がない
- ☑ 以前と比べて、食欲が落ちている
- ☑ 服装や身だしなみに無頓着になった
- ☑ 会話の際、反応が鈍くなったようだ
- ☑ 会話が減った。言葉数が少ない
- ☑ とにかく元気がない
- ☑ 体のあちこちの痛みを訴える
- ☑ 動作がやけにゆっくりだ
- ☑ 夜中に何回も目が覚める

5年くらいのタイムラグがあります。ゆっくりと進行するので、いつからもの忘れが始まったか、案外あいまいなことが多いものです。

一方、うつ病は、短い期間にさまざまな症状が同時多発的に起こります。もの忘れが始まって1〜2ヵ月のうちに「着替えや掃除をしなくなった」「風呂に入らなくなった」などの症状が続いた場合は、うつ病を疑います。もの忘れよりも、「着替えや掃除をしなくなる」という症状が先に始まるケースもあり、その場合は余計にうつ病の疑いが濃くなります。

睡眠も、うつ病と認知症を見分ける手がかりとなります。一般的にうつ病の場合、

夜に何回も目が覚めることが多いものです。逆に、認知症の場合は、脳の老化のせいで脳が疲れやすいためか、眠りが長くなりがちです。

本人にもの忘れの自覚があるかどうかも手がかりです。認知症の人は、特に中期以降になると、もの忘れや自分の知的機能の低下に対して自覚がありません。もの忘れをしていても認めなかったり、「年をとったせいだから仕方ない」などと言ったりします。それに対して、うつ病の人は、もの忘れを悩むことが多いようです。自分から「治療を受けたい」と相談に来ることが多いのも、うつ病の人です。

老人性うつこそ、早期発見・早期治療が重要

いろいろな病気で早期発見・早期治療が大事だというふうに言われることがあります。しかし、高齢者の場合、いちがいにそうとは言えません。がんは早期発見してしまったがために、抗がん剤治療や手術の後遺症で、生活の質がガクンと下がることがあります。高齢者の場合はがんの進行が遅いので、治療することが必ずしもメリットになるとは言えないのです。

認知症は、かつて早期発見、早期絶望と言われた時代に比べれば、進行をある程度抑える

薬が使えるようになり、それ以上にデイサービスなどを利用して体や頭を使うことにより、認知症や身体機能の低下を遅らせることができるようになったのは事実です。

ところが、日本ではまだまだ認知症に対する偏見が強く、症状が軽いうちはほとんど何でもできるのに、認知症と診断されたとたん、仕事から引退させられたりするケースも多くあります。社会の認知症に対する理解が進めば状況は変わりますが、少なくとも現時点では、私は認知症の早期発見・早期治療を積極的にすすめていません。

一方、老人性うつに関しては、早期発見・早期治療が非常に重要だと思っています。その理由を三つあげたいと思います。

ひとつ目は、長いあいだうつ病を放置するほど、神経細胞がダメージを受ける可能性が高いからです。うつ病の原因は、神経伝達物質のセロトニンが減ることで神経栄養因子と呼ばれるものが減ってしまい、それによって神経が弱った状態になるためと考えられています。セロトニンの量がもとに戻ると、神経栄養因子も回復し、それが神経細胞を修復します。

しかし、放っておくと神経栄養因子が足りない状態が続き、神経細胞のダメージが大きくなり、ダメージが大きいほど、うつ病は治りにくくなります。実際、早期発見・早期治療のほうが、長年うつ病を放っておいた人より、うつ病が治りやすいのは私の経験からもよくわかります。

高齢者の場合は神経細胞へのダメージが、認知症にもつながりやすくなります。うつ病の高齢者が、そのまま認知症になってしまうことはめずらしくありません。

うつ病を早期発見・早期治療したほうがいいふたつ目の理由は、うつ病のさまざまな症状が、悪循環によって悪化していくからです。

たとえば、うつ病による食欲低下は、食べ物からセロトニンの材料となるトリプトファンという必須アミノ酸が十分にとれず、ますますセロトニン不足の状態になります。うつ病でよくみられる睡眠不足という症状も、やはり脳内のセロトニンの枯渇を招くとされています。睡眠不足がセロトニン不足を呼び、うつ病の悪化を招くという悪循環が生じるのです。

うつ病の悪循環は怖いもので、続いていくとどんどんうつ病が重くなり、最終的に自殺ということもめずらしくありません。高齢者の場合、ほかの病気で死ぬ人が増えるために自殺が目立たなくなっていますが、自殺者の4割が高齢者という事実を忘れてはならないのです。

そして、三つ目の理由は、老人性うつは、若い人のうつと比べて薬が効きやすいということです。高齢者専門の精神科医をしていると、孤独や貧困、身体の不自由さなど、こちらが

「これはとても治らないだろう」と思うような悲惨な背景を抱えるうつ病患者さんが、薬が効いたことでびっくりするくらいよくなるケースをしょっちゅう経験します。顔つきもよくなるし、食欲も出てきて、雰囲気が別人のようになります。そういった意味でも、できるだけ早く治療に結びつけて、本人の苦しみをとってあげることが大切です。

心得38 「老人性うつ」を治すには、高齢者をよく知る医者を探す

老人性うつの治療は、一般のうつ病の治療とは大きく異なります。高齢者のことをよく知らない医者にかかると、認知症と誤診し、適切な治療を受けられないことも、残念ながらよくある話です。

家族が164ページの表5のような症状に気づいたら、まずは、高齢者をよく診ている精神科に受診をすすめてください。事前にホームページで調べ、電話で「高齢者を診ていますか」と聞いてみるとよいでしょう。

初診の際は、医者が時間をとって症状の経過を聞いてくれたり、心理士やソーシャルワー

カーのような専門の人が問診をして、1時間くらいは時間をとり、「どういう症状がいつから出て、何に困っているか」を丁寧に聞いてくれたりする病院やクリニックで診察を受けたいものです。

SSRIやSNRIなどの抗うつ薬がよく効く

老人性うつの原因のほとんどは、神経伝達物質のセロトニン不足なので、治療では、脳の神経のつなぎめにセロトニンを増やす薬を処方していきます。

代表的な薬はSSRI（選択的セロトニン再とりこみ阻害剤）。老人性うつに比較的よく効き、服用を始めると、不安感情に振り回されなくなり、人生を明るく前向きに捉えられるようになる人が少なくありません。

そのほかにも、SNRI（セロトニン・ノルアドレナリン再とりこみ阻害剤）と呼ばれる、新しい世代の抗うつ薬も登場しています。SSRIがセロトニンの濃度だけを高める働きをするのに対して、SNRIはセロトニンとノルアドレナリン、両方の濃度を高めます。ノルアドレナリンは、意欲や気力、積極性にかかわるとされる物質です。このため、SNRIはSSRIの作用に加えて、意欲を高める効果が期待できます。

薬なので当然、副作用はあります。SSRIは若年層の場合、回復の途中で自殺のリスクが高まったり、攻撃性が強くなったりすることがあるため、使用には注意が必要です。一方、もともとセロトニンが少ない高齢者にはこういった副作用は、あまり起こりません。ただし、人によっては、吐き気や下痢を引き起こすことがあります。私は、薬の投与量を減らして処方しています。

このほかSSRIは、肝臓の代謝に影響を与えてしまうため、ほかの薬を飲んでいると体内での濃度が下がりにくくなり、注意が必要です。一方、SNRIは比較的安心して、ほかの薬と併用できます。それでも尿閉《にょうへい》（排尿できなくなること）や頭痛のほか、脈が速くなったり血圧が上がったりする副作用がありますので、注意しながら服用します。

NaSSA（ノルアドレナリン作動性・特異的セロトニン作動性抗うつ薬）という、まったく新しいしくみでセロトニンとノルアドレナリンを増やす薬も登場しています。この薬は、効果が現れるまでの時間が短く、吐き気や下痢などの副作用も出にくいというメリットがあります。わりと眠気が強く現れやすいのですが、そのぶん、就寝前に服用すると、ぐっすり眠れるようになります。

注意したいのは、これらの抗うつ剤とともに、抗不安薬（精神安定剤）や睡眠薬を処方されること。眠れないなどの不安症状がよほど強くなければ抗不安薬や睡眠薬は飲む必要はありません。常用することで依存症になったり、薬に慣れてしまって効きが悪くなったり、記憶障害も起こしやすくなったりします。筋弛緩作用もあり転倒を招きやすいので高齢者には危険な薬です。飲まなくてすむなら飲まないに越したことはありません。

薬が効かない場合は、男性更年期かも？

ＳＳＲＩやＳＮＲＩなどの抗うつ薬は服用を始めて１ヵ月ほどで、６〜７割の人は症状が改善します。改善が見られない場合は、別の薬を試し、何とか効く薬を探していくのが医者の仕事です。

３回ほど薬を変えても症状が改善しない場合、私は、男性では男性更年期障害を疑い、男性ホルモンの値を検査します。

医学的には「加齢男性性腺機能低下症候群」（ＬＯＨ症候群）と呼ばれ、保険での治療もできます。男性は40歳以降、男性ホルモンが減少していきますが、うつ病でも男性ホルモンが減る場合があります。そういった人に男性ホルモンを補充すると、ある程度症状が改善され、意欲が増すことがあります。

女性の場合は男性ホルモンの減少による症状はほとんど起こらないので、さらに抗うつ薬の種類や量を変えたり、しっかりと食事をするように生活指導をして改善を目指していきます。基本的に脳内のセロトニンが不足しているので、153ページで紹介したようにセロトニンを増やすためにタンパク質が必要なことと、「太陽の光に当たりましょう」とお話しします。食欲が落ちて、多くは食べられないという人には、「牛乳を飲みましょう」、それもできなかったら「アイスクリームでもいいです」とタンパク質をとることをすすめます。

認知症を合併している人でも、うつ病の治療をしていきます。認知症で一度低下した認知機能は改善することはあまりありませんが、うつ病が改善して気持ちが明るくなったり、意欲が出たりすると、認知機能の低下による症状は目立たなくなったり、認知機能が改善したりすることもあります。

老人性うつは、前述したようによくならない状態が続くと、外出の機会が減り身体的にも弱くなっていきます。3ヵ月たってもなかなか改善が見られない、半年以上たってもよくならないという場合は、医者を変えるというのも方法だと思います。

心得
39

「認知症はいずれみんななる」と思ったほうが発症は遅くなる

月刊誌の編集者でバリバリ仕事をこなしてきた男性に〝異変〟が始まったのは、62歳のころでした。デスクで仕事をしていると、「どうしたんですか？ 取材場所でずっとお待ちしているんですが？」と電話が入りました。ハッとして手帳を開くと、この日に取材が入っていたことをすっかり忘れていたことに気づきました。

ダブルブッキングもたびたびあり、同僚からも「疲れているのでは？」と心配されるようになりました。

しかし、その後も、大事な資料を失くしたり、初めて行く場所では地図アプリを見ながら歩いても必ず迷ってしまったり、ということが続いたのです。

精神科を受診すると、軽度認知障害（ＭＣＩ）と診断されました。これは、同年代と比べて認知機能が低下している状態で、認知症の前段階とも言われています。

認知症には、その前段階の「軽度認知障害」と、そのひとつ前の段階である「主観的認知機能低下（ＳＣＤ）」が想定され、正常も含めると四つの段階が考えられています。

ＳＣＤやＭＣＩの段階では、まだ正常に戻ることが可能です。にもかかわらず、そのときちょっとしたもの忘れをくり返すことに不安を抱きながら、家族の「病院で診てもらったほうがいいんじゃない？」などという助言も素直に受け入れることができず、自分の殻に閉じこもってしまうのはよくありません。自分の殻に閉じこもるようになると、周囲への興味も好奇心もなくなり、脳への刺激が少なくなり、それは脳の老化を一気に進めてしまうでしょう。いちばんよくないのは、「このまま認知症になってしまうのか」と悲観的になることです。

85歳になると、だれでも脳の変性が進んでいる

私が以前勤めていた浴風会という老人専門の総合病院では、前述のように年に１００例ほど亡くなった方の解剖をしますが、85歳を過ぎてアルツハイマー型の脳の変性がない人はいませんでした。画像診断でも、70歳を過ぎて脳が縮んでいるのが画像で見えない人もいませんでした。

こうして考えると、加齢とともに脳にアミロイドβがたまったり、脳が萎縮したりという

のは避けられないことと言えます。顔にしわができるように、個人差はあっても、年をとる以上、だれも避けられないのと同じことです。

しかし、脳の老化や萎縮などの変性は避けられないとしても、実用機能としての脳は少し違います。脳の状態だけ見れば、85歳以上の人は全員アルツハイマー病になっていても、認知機能のテストをやってみると認知症の症状がはっきりしている人は4割しかいません。しかも、日常生活にさしさわるレベルの認知症は16％しかいないのです。

ただし85歳のときには4割だったものが、90歳になると6割になり、95歳になると7割を超えるというように、年をとるほどアルツハイマー病の症状が現れる人が増えていきます。

とはいえ、95歳でも3割は症状が現れてこないということは、アミロイドβの沈着や脳の萎縮を防ぐということはできないけれど、認知症の発症を遅らせるのは可能だということです。

軽いもの忘れが始まったとしても、頭を使い続けること、意欲を衰えさせることなく、今までできていることをなるべく続けることが大事です。頭を使うという意味では仕事を続けたほうがいいし、趣味のサークルなどもなるべく続けることがよいでしょう。ある程度進むまでは運転も続けるほうがいいのです。

認知症の治療薬の効果は限定的

アルツハイマー病は、脳にアミロイドβやタウという異常タンパクがたまることで発症すると言われています。2023年の暮れから投薬が始まったアルツハイマー病の治療薬レカネマブは、アルツハイマー病の原因物質であるアミロイドβを取り除くことで進行の抑制を狙った薬です。

ただし、アミロイドβ仮説が本当に正しいのかは、現段階ではだれもわかっていません。アルツハイマー病の人にアミロイドβがたまっていることは事実ですが、私は認知症の発症の原因はアミロイドβだけではなく、ある種の老化現象が加わったときに発症するのではないかと思っています。

仮にアミロイドβだけが原因だとしても、レカネマブはあくまでも脳内にたまったアミロイドβの量を減らすだけで、ゼロにはできません。肝心の神経を生き返らせることもできないので、ある程度症状が進んでからでは、この薬で回復するとは考えにくいのです。実際に治療の対象となるのは軽度認知障害の段階の人や、アルツハイマー病の早期の段階にかぎられています。

24年8月には、アルツハイマー病の新しい治療薬ドナネマブが国内で承認されました。この薬も、人工的につくった抗体をアミロイドβに結合させて取り除き、症状の進行を抑えようというものです。こちらの薬もおそらく効果は限定的と思われます。

私は、認知症を薬で治すことに期待するよりも、日常生活で頭を使うこと、意欲を衰えさせないことを心がけたほうがずっと効果的だと思っています。軽度認知障害から認知症になる人の割合は、10~30%と言われるので、十分に引き返すことができるでしょう。

もし認知症になったとしても「年をとったんだからしかたない」「でも、まだまだできることはあるから、よしとしよう」と思える人は、今までどおり自分のできることを続けたり、人の手を上手にかりて機嫌よく生きていこうとするので、症状の進行を抑えることができると思います。

「認知症になったら困る」と不安になり、気にしすぎるとかえって認知症に近づいてしまうことを忘れないでほしいと思います。

心得40 「小さくても新しい経験」が意欲を衰えさせない

毎日の生活、どんなふうにすごしていますか。

冷蔵庫のなかは、いつも同じメーカーの同じ食品で、つくる料理もほぼ同じ。着るものも迷わなくてすむように白か紺と決めて、年中、数着を着まわす。読む本はお気に入りの作家が数人いて、それ以外の作家の本はここ10年読んでいない。たまに外でランチをするときの相手も、昔から気の知れた友人が数人――。

一見、こだわりが詰まった生活のようにも見えますが、いつもと同じというのは、意欲がなくてもラクラクこなせるルーティンで、脳の機能を衰えさせてしまう可能性があります。

老化は「意欲の低下」から始まる

ふつう意欲の低下は40歳くらいから始まり、70歳くらいで目立ってきます。前頭葉は、側頭葉や後頭葉に比べて成熟するのが遅いのに、衰えていくのは早いと言われています。画像診断すると、40代ごろから萎縮が始まり、放っておくとどんどん萎縮が進んでいくのが確認できます。これは病気ということではなく、老化にともなう現象です。

多くの方はもの忘れをしたり、記憶力の低下が始まって、脳が老化したなと心配したりするのですが、実はそれ以前に、前頭葉では老化が進み、それによって意欲の低下が起こります。つまり、順番としては先に「覚える意欲」が低下し、その後、記憶力も低下していく。覚える気力がないから、覚えられなくなるほうが本当の記憶障害より先に起こるのです。

この前頭葉は、意欲のほか、思考、創造、理性などにかかわっています。怒ったり、泣いたりするような原始的な感情ではなく、より高度で人間的な、好奇心や感動、共感、ときめきといった微妙な感情を担っています。この部分が衰えると、意欲が低下したり、感情のコントロールが利かなくなったり、想定外の出来事に柔軟に対応するのが難しくなったりします。

私は、人間という種がここまで勢力を拡大し、変化に対応しながら生き残ってこられたのは、この前頭葉が発達しているからではないかと思っています。

脳の大きさだけでみると、クジラなど人間より脳の大きい動物はいますが、前頭葉がこれほど発達しているのは人間の特徴です。同じ人類のネアンデルタール人は、ホモ・サピエンスより脳が大きかったのですが、前頭葉の発達はホモ・サピエンスに見られました。大きな前頭葉があったからこそ、人間は地球の環境の変化や、社会や価値観の変化、技術革新などの変化にも対応して生き延びることができたのではないでしょうか。

意欲の低下は、いろんな老化を進めます。歩くのが億劫、外出するのが億劫だと言って家のなかに閉じこもってばかりいると、足腰の筋力が弱くなってしまいますね。初めは「歩かない」状態が、足を使わないことで「歩けない」体になっていくのです。これを廃用症候群と言います。

外出しなくなると、人と会って話したりする機会も減ります。人と話すには脳を使いますし、楽しく話すにはいろんな話題に興味をもっていたり、話の組み立ても練らなければなりません。人と会って話す、これだけでもかなり脳の老化予防になるのです。なのに、意欲が低下してしまうと、外出も、人と会う機会も減って、要介護状態へとまっしぐらなのです。

こんな行動パターンには要注意

前頭葉が衰えてくると、気づかないうちにある行動パターンに陥ります。それは、行きつけの店にしか行かない、行きつけの店の同じメニューばかり食べている、いつも同じ道を通って帰る、同じ著者の本しか読まない……などのワンパターンの行動です。どうでしょうか、思い当たりませんか。

ワンパターンの行動は、予期せぬ出来事も起きません。初めてのことにドギマギしなくていいですし、失礼な対応をされてカチンとくることもない。前頭葉を使わなくてもいいので楽ちんなんですが、これが前頭葉の老化を進めてしまいます。

高齢者が突然キレるというのも、前頭葉の老化とかかわっています。こんなことを言ってはいけないとか、怒ってはいけないというブレーキがゆるんでしまうのが原因なのです。高齢者が特別怒りっぽいということではなくて、以前だったら抑えられた怒りを、抑えにくくなるということなのです。

歩くのもだるい、頭を使うのもだるい、人と会うのも、遊びに行くのも、ましてや仕事するのもだるいとなって、何もしないようになると、老化は一気に進みます。逆に言うならば、意欲を保ち続けて、歩くことを続ける、頭を使い続ける、仕事を続けると、確実に老化は遅らせられると思います。

昨日とは違う「新しいこと」をやってみる

前頭葉は、想定外の出来事に対応するための部位なので、変化に乏しい生活をしていると眠りこけてしまいます。高齢になると日々同じようなことのくり返しになりやすいので、脳を元気づけるため、意識的に暮らしに変化をつけることをおすすめします。

目標は週に少なくとも2回（年に100回）、何かふだんと違うことをすることです。ほんの小さなことでいいのです。それでも脳には十分な刺激になります。

たとえば、スーパーでは同じものを買いがちですが、いつもと違うパンを買う、別の味のものをためしてみる。散歩の道順を変えてみるのもいいでしょう。日々の暮らしをスモールチェンジすること。あっちのほうがおいしかった、失敗したということもあるでしょう。しかし、トライアンドエラーが脳の惰眠を防ぎます。

世界最高齢のプログラマーとして注目されている若宮正子さんは、定年目前で初めてパソコンを購入しました。81歳のときには高齢者向けのアプリが少ないとわかり、自ら開発しました。「いつもと違う新しいこと」に挑戦する姿勢があるからこそ、いつまでも若々しいのだと思います。

心得 41

「高齢になったら10年くらい寝たきり」は間違った刷りこみ

電車に乗っていると、80代くらいの女性でも背筋がピンと伸びてとても若々しく、席をゆずるのもためらわれてしまうような人がいます。高齢者といって思い浮かべるイメージも、自分の親の世代とはまったく違ってきました。

従来の「高齢者のイメージ」に捉われていると、生き方が狭くなり、老化も早まるように思います。

実際の健康寿命はもっと長かった

高齢者はこういうものと思いこんでいるものに、「年をとったら、長期間介護が必要になる」というのがあります。現在、平均寿命と健康寿命の差は、男性約9年、女性約12年。この期間、まるまる介護が必要になったり、寝たきりになったりすると思っている人がいますが、そんなことはありません。

実はこれは、健康上の問題で生活に何らかの支障が出ているかどうかをアンケート調査によって主観的に測って出した数字です。動きがゆっくりになっても動けているのに、若いころと比べればテキパキ動けなくなったなというだけで「生活に支障がある」と捉えている例も含まれている可能性があります。

こういう主観に基づいて算出する方法の場合、健診で病気を見つければ見つけるほど、健康寿命は短くなっていきます。だから、健康寿命を延ばしたかったら、健診を受けないほうがいい、と私は思います。年をとれば何かしら病気が見つかりますから、「健康である」と自信をもって答えられる人はどれだけいるでしょうか。

実は、健康寿命には、別の算出方法があります。その方法では、「自立」とする基準を、主観的なものではなく、介護保険の要介護2未満としています。65歳の人が要介護2になるまでの平均期間を「65歳平均自立期間」と言い、65歳の平均余命と比べて、どのくらいの期間を占めるかを知ることができます。

このデータは、国民健康保険中央会が算出していますが、2024年発表の2022年統計情報によると、65歳の平均余命から自立期間を差し引くと、男性では1・4年、女性では3・1年となりました。これが、要介護2以上の状態になる平均期間です。厚労省の「健康寿命」とは大きな開きがありますが、私はこちらのほうが、実態に近い「健康寿命」ではないかと考えています。

長生きするのが怖いと言う人がいますが、そのなかには「長い介護期間」というのが大きな心配の種だと思います。しかし、実際には思っているより何分の一か短い。だったら、介護期間以外の長い期間を何をして楽しむかを考えたほうが、ずっといいのではないでしょうか。

年をとったので「引退する」という時代ではない

70代で老けこむ人の典型は、仕事をリタイヤしたときから、一切の活動をいっぺんにやめてしまうというケースです。これまで懸命に働いてきたのだから、退職したらもう何もせず家でゴロゴロすごしたいと、指折り退職の日を待っている人もいます。

しかし、70歳まで現役で仕事をしていた人が、退職後何をするのかを考えることもなくリタイヤすると、一気に老けこんでしまうことが多いのです。

働いているときは、デスクワークのような仕事であっても、通勤などで思っている以上に体を使っているものです。それなのに退職してから家にこもりがちになってしまうと、1ヵ月もすれば運動機能はずいぶんと落ちてしまいます。

また、脳機能の面でも、働いていれば、日々それなりの知的活動や他者とのコミュニケーションがあり、さまざまな出来事にも遭遇することになりますが、ただ家ですごしているだけでは、そういった脳の活動はなくなり、認知症のリスクが高まっていきます。

特に、前頭葉の老化が進んでしまいます。前頭葉とは、前述のように創造性や他者への共感、想定外のことに対処するといった機能をもつ部分です。ここが老化していくと何事にも意欲がなくなり、活動することが億劫になって、運動機能の低下と脳の老化にさらに拍車がかかります。見た目の印象でも、はつらつとしたところが失われた、元気のない老人に変貌してしまうのです。

そうならないためにも、退職を迎えたら、これまでの仕事の代わりに次に何をやるのか、準備をしておくことが大切です。退職して、しばらくゆっくりしてから次のことを考えようなどと思っていると、いつの間にかダラダラとすごす生活に流されて、それが習慣になってしまいます。

寿命が延びて、90歳、１００歳まで生きるようなこれからの時代は、年をとったので「引退する」という考え方自体が老後生活のリスクになります。引退など考えずに、いつまでも現役の市民であろうとすることが老化を遅らせて、長い晩年を元気にすごす秘訣です。

心得42 一人暮らしの高齢者ほど認知症が進まない

国立長寿医療研究センターには65歳以上の約1万4000人を、およそ10年間にわたって追跡調査した研究があります。「配偶者あり」「同居家族の支援あり」「友人との交流あり」「地域のグループ活動に参加している」「就労している」という5項目のすべてを満たす人は、0～1項目しか当てはまらない人に比べて認知症リスクが46％低いとしています。

一見すると、一人暮らしの高齢者や地域や職場とつながりのない高齢者は、認知症になりやすいというように捉えられがちです。ここで注意をしなければいけないのは、「社会的孤立」は、決して「独居の高齢者」を指したものではなく、「社会との接点の有無」を言っているという点です。

高齢になって一人暮らしをしていると、それが男性でも女性でも、「さびしい存在」と勝手に思いこんでしまうところがあります。これは若い人の偏見で、実際には一人暮らしの自由さを満喫し、楽しく暮らしている人がたくさんいます。

一人でいると「孤独」と勝手に決めつけてしまいがちですが、自発的に社会との接点をいろいろとつくっている人も多いでしょう。「社会との接点」のなかには、老人会や地域サークルに参加することだけを指すのではなく、SNSの活用も含まれると思います。今は高齢者もスマートフォンを使いこなす人も多いのです。

「ボケたら何もできなくなる」でなく「何もしないからボケる」

認知症の進行度合いを見たときに、「独居のほうが遅い」ということもわかっています。朝起きて布団をたたみ、朝食をつくり、散歩に出かけ、近所の人と顔を合わせれば世間話をする。そんな毎日のことが認知症の進行を遅らせるのだと考えられます。

家事をこなすことは適度な運動になり、同時にかなり頭を使います。とくに料理は「どんな献立にするか」「冷蔵庫のどの材料を使うか」「足りないものは別のもので代用するか」などなど、調理を開始する前から考えることがたくさんあります。そして、いざ調理を始めれば「お鍋を火にかけているあいだに野菜を洗って切る」「フライパンで卵を焼くあいだに、パンをトースターに入れ、バターを食卓に置く」など一度に別々の行動をする場面が多くあって、この「同時にふたつ以上の行動をする」というのも脳の活性化には効果的です。

認知症に対する誤解のひとつに「ボケたら何もできなくなる」というものがありますが、これは逆で、「何もしないからボケる」です。ボケてもしっかり頭を使う生活を続けていれば、進行を抑え、うまく認知症とつきあっていくことができるでしょう。

心得 43 人やモノ、サービスに上手に頼って、今を楽しむ

老いの長い時期をできるだけ元気にすごすには、70代の「老いと闘う時期」と、80代以降の「老いを受け入れる時期」という二段構えで考えるのがいいというのは私の持論です。

70代の「老いと闘う時期」とは何かと言うと、衰えつつある機能をできるだけ衰えさせないようにすることです。70代前半で認知症や要介護になっている人は1割もいません。しかし、運動機能や脳の機能は放っておけばどんどん低下していきます。

だから、この元気なうちから、運動機能や脳の機能を使う習慣を身につけて、いかに長持ちさせるかということが、その後の80代、90代の生活の質にかかわってきます。このとき、

過剰な医療の介入で活力をなくしてしまうのは、老いの下降線を進めてしまうことになります。

80代は助けられ上手になる

80代では「老いと闘う時期」から「老いを受け入れる時期」へと上手にシフトチェンジすることが大切です。高齢者専門の精神科医の経験から言いますと、80代以降になっても、いつまでも若さや健康にこだわって老いと闘い続けていると、「昔はよかったのに、今の自分は情けない」と敗北感や挫折感に捉われて、今を楽しめなくなってしまいます。

「老いを受け入れる」とは、老いた自分に失望したり、嫌悪したりせず、老いていく自然の成り行きを受け入れることです。杖や車いすなどのモノの力を借りたり、人の手を借りたりすること、そして必要ならば介護保険サービスを利用するのも大事なことです。

介護保険は、自分から申請しないと利用できません。住所の近くの地域包括支援センターなどに相談すると、介護保険の申請手続きについてすすめてくれます。

介護保険サービスでは、デイサービス、デイケア、小規模多機能型居宅介護などの通所介護、グループホーム、介護老人保健施設や介護老人ホームに入所する施設介護、ホームヘルプサービスなどの訪問介護などがあります。

高齢者は病気の治療で入院生活が長くなると、要介護状態になるリスクも高くなります。入院中はどうしても安静を強いられるので足腰が弱り、そのまま退院すると、これまでできていた生活ができないということもあります。

入院中、介護保険で訪問や通所リハビリなどが受けられるとよいのですが、制度上それはできません。私はそれができるようになるといいと思うのですが。病院から家庭、あるいは施設へとできるだけスムーズに移行するには、入院中に介護保険の手続きを進めてすぐに利用できるようにしておくとよいでしょう。

心得 44

若づくりをすると、心も体も若返る

今日は出かける予定がないからと、一日中パジャマやジャージでゴロゴロしていませんか。朝起きて夜寝るまでずっとダラダラすごしていては気持ちも切り替わりません。テレビの前でボーッとすごしていると、脳への刺激もなくなり、意欲とかかわる前頭葉がますます衰えていきます。

ちなみに、「年をとると感受性が落ちる」というのは誤解です。テレビを見ても「おもしろくないなあ」と思うのは、感受性が落ちたからではなく、いろんな人生経験をして「目が肥えてきている」から、少々のことでは笑ったり感動したりできなくなっているのです。テレビ画面に食い入るように見ているというのならいいのですが、「つまらないなあ」と思いながらダラダラ見続けてしまうのは、認知症の発症などが早まる危険性があります。

こうした状況を変えるには、おしゃれをすることです。おしゃれをすると気持ちが高揚し、背筋が伸び、自然と表情が明るくなります。どこかに出かけようという気持ちも生まれてくるでしょう。

「外出する予定がないからと、一日中パジャマやジャージですごす」という行動が、おしゃれをしたら、「何も予定はないけれど、外出してみよう」というふうに変わっていきます。

現代の認知科学の世界では、人の心は、内面よりも外面によって形づくられるものだという考え方が強まっています。外見や行動によって人の心は変化し、それを受け入れて体の状態も変わっていきます。

明るい色を身につけると、さらに気持ちが高揚します。「年をとってハデなものを着たりするのは恥ずかしい」と言う人がいますが、ジミなものはよけいに肌がくすんで見え、実年齢より年をとって見えているかもしれません。

作詞家の湯川れい子さんは「90歳になってもピンヒールをはく」を目標にしているそうです。ハイヒールでもしっかり歩けるように、ウォーキングをして足腰が衰えないようにしているとか。

「年相応のおしゃれ」でなく、気持ちが明るくなるような「自分のおしゃれ」を楽しんでいる人は、自分を鼓舞し元気にするのが上手な人です。

自称年齢は、マイナス10歳でよし

ドイツの老年医学センターは、40歳以上の中高年5000人を対象に「あなたは自分が何歳だと感じていますか」と質問し、「機能的健康レベル」の変化を30年間追跡しました。「機能的健康レベル」とは、日常生活動作をスムーズに行うことができるかどうかを言います。

その結果、どうなったと思いますか。実年齢よりも若く答えた人ほど、機能的健康レベルの低下がゆっくりだったのです。この論文の執筆者は、「自分は若い」と思うことで、ストレスを緩和することができ、それが機能的健康レベルの低下を防いでいるのではないかと推論しています。

自分が若いと思えば、ファッションもメイクも行動も若々しいものになっていきます。すると、気持ちも明るくなり、ホルモン分泌や前頭葉の働きも活発になり、体や心にもよい影響を与えます。外見が若い人は、心も体も若くなっていくというのはとても納得できることです。

芸能人なら「年齢詐称」がネットニュースになったりしますが、一般の高齢者ならそれほど問題にはならないのでは。せめて心のなかだけでも、10歳くらいは若いつもりでいると、老化を遠ざけることができます。

心得45 「欲」にブレーキをかけると、好奇心も衰える

2024年7月、20年ぶりに新紙幣が発行されました。1万円札の肖像になった渋沢栄一は、91歳まで長生きしました。500社という数の会社をつくって、日本の近代化の礎をつくった人物であることは言うまでもありません。この渋沢栄一の精力的な生き方に切っても

切れないものに「お金」があると私は思います。

お金を使うというのは、人それぞれの個性や表現力が現れます。

今までの人生で培ってきた価値観が問われていると言っていいと思います。

バブル経済のなか、１９８８〜89年にかけて竹下登内閣のもと、全国の市町村に１億円を交付した「ふるさと創生事業」を覚えている方も多いでしょう。

１億円の使い道は自由とされたため、自治体はどのように使えばふるさと創生になるのか、ずいぶん頭を悩ませました。結局、モニュメントや施設など箱物を建設することに費やされたり、自動演奏するピアノのある大理石製のトイレや、純金でできたこけしなど、奇抜なアイデアが登場しました。お金の使い方を通して、自治体の長の頭のなかが見える結果となったのです。

買い物は前頭葉を鍛える機会

「どうお金を使うか」を考えるとき、前頭葉は活発に働いています。何をどのくらい使うと予算内に収まり、しかも自分が大満足するかと考えることは、実はかなり真剣で、奥の深いことなのです。

創造力や企画力、計画力を問われる極めてクリエイティブな行為ですから、お金を使う機会は頭を使う機会と考えましょう。

欲しいなと思う商品に出会ったときの人の行動は、三つのパターンに分けられます。「すぐに買う人」「買おうかどうしようか迷って買う人」「迷った挙げ句に買わない人」です。たとえば、素敵な靴を欲しいなと思っても、迷ってしまうときには「これは値段が高すぎる」「この靴をはいて出かける機会はないか」などと、どんどん心にブレーキがかかっていきます。しかし、買わずに帰ってきてしまうと、「もし手に入れていたら始まったかもしれない新しい世界」を見ることができません。

その靴をはいて出かけることになった場所は、今まで気後れしていた場所かもしれません。新しい体験となって、前頭葉が喜ぶ刺激にふれるチャンスだったかもしれないのに、その機会を逸してしまったことになるわけです。

欧米では、高齢の女性がシャネルのスーツをパリッと着こなしたり、スポーツカーをさっそうと運転したりする高齢男性が尊敬の目で見られています。日本でもそうしたカッコイイ高齢者が増えれば、年をとるのも悪くないということを、若い人にも伝えられます。

「異性にもてたい」も大切な欲

脳を老化させないためには、前頭葉を強く刺激する「喜び」や「感動」が欠かせません。ところが、欲求にブレーキをかければ、好奇心にもブレーキがかかってしまいます。結果、代わり映えのしない日常が続くことになるのです。

私は、とりわけ高齢男性の方々に、身の回りのものくらい自分で選んで買うことをおすすめしています。奥さん任せにせず、自分の衣服や靴下、下着くらいは自分で買うことが脳を眠りこませないコツです。

日本人の男性高齢者は、男性ホルモンのレベルが低く、70代の8割くらいが不足している状態ではないかと、私は臨床経験のなかで感じています。日本では高齢者の性はタブーのように扱われがちですが、いつまでも性に対する意識をもち続けることも大切です。「年甲斐もなく」などと考えて、自らを枯れた老人にしないでください。ちなみに渋沢栄一は、私生活では二度結婚し、たくさんの子どもをもうけました。最初の妻千代とのあいだには2男3女、15歳年下の兼子とのあいだには5男1女。外にも子どもをもうけ、実際には計17人いたという艶福家としても知られています。最後の子どもは、68歳のときの子どもです。

欧米ではいくつになっても異性に対して、もてたいと思うのはふつうのことです。性に対する興味、関心をもち続けることは生物として当たり前のことであり、それが男性ホルモンの維持に最も有効です。

日本人はまじめで我慢強く、無欲な人が好まれるのかもしれません。でも、そういう人は決まりきったルーティンをくり返す人です。それでは前頭葉をサボらせてしまいます。いつも同じスケジュールで、いつも同じメンバーと、同じようなことをしている。そんな生活に刺激は得られません。

「我慢しない生活」は、自分の心の思うまま。それで暴走して借金をしたり、家庭を壊したりするようなことがあってはまずいのですが、自分の欲求にブレーキをかけず、どうしたら実現させていくかを考えるのは楽しいものです。

心得
46

健康のために生きるのをやめよう

この世に生まれて、自分は何のために生きるのか——。

人生の節々で、そんな自問をし続けています。その人生の目的のために「健康でいたい」と思うのはよくわかります。

しかし、肝心の目的よりも、「健康でいたい」ということが目標になってきてしまいました。少しでも脳卒中や心筋梗塞のリスクを減らすために、何も不調もないのに薬を飲んで血圧やコレステロール値を下げ、その結果、治療の影響で活力を奪われている可能性があることにも気づいていません。

毎日の食生活も、いつしか「健康にいいから食べる」「健康に悪いから食べない」という価値基準で判断するようになってしまいました。

「健康のために食べる」というのはおかしな発想

でも、本来の食べることの目的は、エネルギーを補給すること。そのエネルギーを、好きな仕事や趣味や楽しいことに使うために食べるのです。「おいしい」と感じて、心を豊かにすることも食の目的でしょう。

運動についても、ウォーキングを一日8000歩続ければ筋力の低下を防げるとか、スクワットを一日3セットすると若返るというような情報があふれています。運動も、健康に目的を奪われてしまいました。

筋トレで、「90歳まで動ける体をつくろう」と呼びかけられていますが、本当に大切なのは、90歳まで動ける体で何をするのかということです。

だいたい「健康のために食べる」「健康のために運動する」と思うと、食事も十分に堪能できないし、運動も義務感が生じて楽しくありません。楽しくないのに続けるというのは、人生の喜びを半分捨てているようなものと私は思います。

「健康のため」という目的を捨てたらいいと思います。

黒澤明監督の『生きる』は、漫然と生きていた初老の男が主人公の映画です。この男に進行した「胃がん」が見つかり、余命宣告を受けます。自分がもうすぐ死ぬとわかったとき、公園づくりという人生の目的を見つけ、それを実現するために命をかける物語です。

この主人公は、がんと宣告されてそのことに気づいたのですが、私たちもいつか必ず死ぬという天の「宣告」は受けているはずです。

人生の本当の目的は何か。それが見つかったら、完璧な健康体でなくてもそれを実行する手立てはあります。もちろん、健康ならなおいいですが、それほど健康にしがみつかなくても自由に、楽しく生きることはできる、と私は思います。

心得
47

「やりたいこと」を生活の中心に据える

人間は楽しいこと、好きなことには夢中になって取り組み、時間がたつのを忘れて没頭できます。その代わり、嫌いなことはなかなかやる気になれません。脳というのはとっても正直者ですから、嫌なことをやり続けることができない。ですから、無気力に陥らないためにも、日頃から「脳が素直に喜ぶことをやる」ことがとても大切です。自分が楽しいことは脳にとっても楽しいことなので、集中力が高まり、意欲を保つことができます。

解剖学者の養老孟司先生は、好きな昆虫採集のために屋久島に出かけたり、東南アジアに出かけたりしています。現地ガイドや同行のスタッフなどを引き連れていく本格的な昆虫採集は驚くほどお金がかかりますが、大学で教鞭をとり、執筆活動をして得た収入は惜しみなく注ぎこんでいます。

『年相応』って言葉があるでしょ。でも世間の基準と照らして、僕は何かが不足している。たぶん人を気にしていないからです。人に合わせれば自然に年相応になる。でも合わせないから『年不相応』になるんです」

『ＧＯＥＴＨＥ』での対談でそう語る養老先生の言葉から、周囲に合わせないでいること、自分のやりたいことをしていることが、元気で長生きの秘訣ではないかと思いました。

私も、映画を観ることを最優先にしながら医学部合格を目指した受験生時代から今まで、「やりたいことを生活の中心に据える」という原則を守ってきました。

今はどんなに仕事が忙しくても、家族や友人とおいしいワインを飲みながらごはんを食べる時間を最優先にしています。人生で最も大切にしている時間を中心に据えたうえで、残りの時間をどうやったら上手に使えるか。常にそのように考え、生活を組み立てています。

「仕事が終わったら遊ぼう」と思っていると、いつまでたっても遊べません。

「やりたいこと」を人生の中心に据えたら、自分の健康を守っていくうえで何をすべきか見えてくるように思います。最優先するのは「やりたいこと」なのだから、長生き第一主義の医者の言葉に従って、自分の人生を医者に決めさせたくはないと思っています。

おわりに

本書に最後までおつきあいいただきありがとうございました。

私自身、今年64歳になり、いよいよ高齢者の仲間入りするのにカウントダウンしているわけですが、自分自身がヨボヨボにならないためにどうすればいいかを常日頃考えるようになりました。

50代になり、最初に高血圧を指摘されたのです。ときどき測ると200以上になることは前からわかっていました。それを放っておいたツケで、心臓の筋肉が肥大して、このままでは心不全になる（心臓の筋肉が肥大すると心室の部分が狭くなってしまうのでポンプ機能が落ちるのです）と言われ、ちょっと歩くだけで息が切れるのではかなわないと初めて血圧の薬を飲みました。すると正常まで下げると、頭がボンヤリするのです。ふだん200以上の血圧の人間にとっては、これは低血圧にあたるのだろうなと思いました。

結局、頭がボンヤリしない程度に血圧を下げることにしました。

それ以降、正常値にこだわるより、自分の体調のいい治療や生活を心がけています。ただその後、本当に心不全になり利尿剤を飲むことになったり、心臓をとりまく冠動脈の狭窄が見つかり、ステントを入れることにはなりましたが、体調はよく、かなりの量の仕事はこなせますし、うぬぼれかもしれませんが若く見えると言われます。

ということで、これは自分のために書いたと言える、ヨボヨボにならない方法です。

だから、すべての人に当てはまると言い切るつもりはありません。

しかし、今の医者がやっていることの多くが、あるいはコロナ自粛や免許返納のようにマスコミが主張することの多くが、高齢者をヨボヨボにするものとしか思えないので、多少は、これからの生き方のヒントにはなるはずだと自負しています。

少なくとも、いろいろなかたちで衰えを感じたときに、試してみる材料にはなるはずです。私自身は、巷にあふれる健康法や若返り法をいちいち否定する気にはなれません。うまくいく人がいるから、それなりに広まっているのだろうと思います。

ところが、高齢になるほど個人差が大きいので、うまくいく人もいればうまくいかない人もいるのは確かです。

それだからこそ、試す姿勢が大切です。王道の医者が行っている基準値を重視した医療でも、うまくいけば続け、調子が悪ければ医者を変えたり、自分で薬などをやめたりすればいいのです。

試し続ける姿勢は脳の前頭葉の働きをよくするし、何よりも、若くいたい、ヨボヨボになりたくないという気持ちを持ち続けることが、それを実現するためのいちばん大きな要因なのではないかと長年の経験から痛感することです。

歩かないと歩けなくなることは多くの高齢者は直感的にわかっています。

でも、やる気が出ないとか、コロナ禍のときはコロナが怖いとかいう理由で、やらないことはめずらしい話ではありません。

本書に書かれたことを言うとおりに従えというつもりはありませんが、ヨボヨボになりたくないという気持ちはぜひ持ち続けていただけると幸いです。

そして、多くの場合、その敵が医者だということも知ってください。

末筆になりますが、本書の編集の労をとっていただいた講談社の呉清美さんと取材・構成を担ってくださった坂本弓美さんにはこの場を借りて深謝いたします。

２０２４年10月

和田秀樹

和田秀樹

精神科医。1960年、大阪府生まれ。東京大学医学部卒業。東京大学医学部附属病院精神神経科助手、米国カール・メニンガー精神医学校国際フェロー、高齢者専門の総合病院である浴風会病院を経て、現在、和田秀樹こころと体のクリニック院長。高齢者専門の精神科医として、30年以上にわたり医療の現場に携わっている。著書に、『70歳が老化の分かれ道』『「高齢者差別」この愚かな社会』（以上、詩想社新書）、『80歳の壁』（幻冬舎新書）、『どうせ死ぬんだから』（SB新書）ほか多数。

講談社+α《プラスアルファ》新書 484-4 B

医者《いしゃ》にヨボヨボにされない47の心得《こころえ》

医療に賢くかかり、死ぬまで元気に生きる方法

和田秀樹《わだひでき》

2024年10月16日第1刷発行
2025年 3 月17日第5刷発行

発行者——————篠木和久
発行所——————株式会社 講談社
東京都文京区音羽2-12-21 〒112-8001
電話 編集(03)5395-3522
販売(03)5395-5817
業務(03)5395-3615

KODANSHA

デザイン——————鈴木成一デザイン室
カバー・帯撮影——日下部真紀
図版制作——————朝日メディアインターナショナル株式会社
カバー印刷————共同印刷株式会社
印刷——————株式会社新藤慶昌堂
製本——————株式会社国宝社

Printed in Japan
ISBN978-4-06-536686-8

講談社＋α新書

国民は知らない「食料危機」と「財務省」の不適切な関係　鈴木宣弘　森永卓郎
日本人のほとんどが飢え死にしかねない国家的危機、それを放置する「霞が関」の大罪！　990円　860-2　C

世界の賢人と語る「資本主義の先」　井手壮平
経済成長神話、格差、温暖化、少子化と教育、限界の社会システムをアップデートする！　990円　874-1　C

健診結果の読み方　気にしたほうがいい数値、気にしなくていい項目　永田宏
血圧、尿酸値は知っていても、HDLやASTの意味が分からない人へ。健診の項目別に解説。　990円　875-1　B

なぜ80年代映画は私たちを熱狂させたのか　伊藤彰彦
草刈正雄、松田優作、吉川晃司、高倉健、内田裕也……制作陣が初めて明かすその素顔とは？　1100円　876-1　D

刑事捜査の最前線　甲斐竜一朗
「防カメ」、DNA、汚職から取り調べの今、「トクリュウ」まで。刑事捜査の最前線に迫る　990円　877-1　C

コカ・コーラを日本一売った男の学びの営業日誌　山岡彰彦
Fランク大出身、やる気もないダメ新人が、セールス日本一を達成した机上では学べない知恵　990円　878-1　C

政権変容論　橋下徹
自民党も野党もNO！　国民が真に求めているのは、カネにクリーンな政治への「政権変容」だ　1000円　879-1　C

「エブリシング・バブル」リスクの深層　日本経済復活のシナリオ　エミン・ユルマズ　永濱利廣
日本株はどこまで上がるか？　インフレに私たちは耐えられるのか？　生き抜くための知恵！　990円　880-1　C

表示価格はすべて税込価格（税10％）です。価格は変更することがあります